AF451711

PARALYSIE AGITANTE

(MALADIE DE PARKINSON)

ETUDE CLINIQUE

PAR

Paul DE SAINT-LÉGER,

Docteur en médecine de la Faculté de Paris.

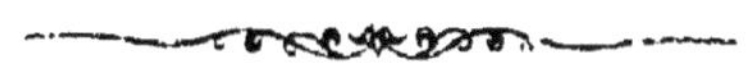

PARIS

LIBRAIRIE J.-B. BAILLIÈRE ET FILS

19, rue Hautefeuille, près le boulevard Saint-Germain

1879

PARALYSIE AGITANTE

(MALADIE DE PARKINSON)

ÉTUDE CLINIQUE

AVANT-PROPOS

Au mois d'octobre 1878, M. le professeur Lasègue voulut bien nous signaler une femme couchée dans une des salles de sa clinique à la Pitié. Cette malade (Obs. XIII) offrait un cas fort intéressant de *Paralysie agitante*. Suivant le conseil de notre savant maître, nous avons recueilli cette observation dans tous ses détails. Nous avons étudié particulièrement le symptôme *douleur* et quelques autres points encore imparfaitement décrits par les auteurs.

Nous avons procédé de même avec douze malades que nous avons examinés et visités tous les jours pendant cinq mois.

Pour diriger nos recherches, nous avons lu toutes les publications un peu importantes qui ont été faites sur ce sujet tant à l'Etranger qu'en France. Puis, en nous dégageant de toute opinion préconçue, retenant surtout ce que nous avons vu par nous-même, nous avons rédigé notre travail d'après nos idées personnelles. Nous ne prétendons pas que ces idées soient toujours originales; mais nous n'avons jamais accepté une assertion sans la contrôler.

Quant aux symptòmes que nous n'avons pas pu observer par nous-même, nous en avons reproduit la description textuelle en citant les auteurs.

CHAPITRE Ier

HISTORIQUE

La première description régulière qui ait été donnée de la *paralysie agitante* remonte à 1817, ainsi que l'ont établi MM. Charcot et Vulpian dans l'étude qu'ils ont publiée sur cette maladie en 1861. La *scelotyrle festinans* de Sauvage et Sagar, n'avait avec elle qu'un caractère commun, la *tendance des malades à courir ;* encore ce caractère fait-il souvent défaut dans la *paralysie agitante*.

En 1817, un auteur anglais, Parkinson, publie un travail qu'il intitule : « *Essay on the shaking Palsy,* » où la para-« lysie agitante se trouve nettement dégagée des autres « états pathologiques avec lesquels elle présente une « ressemblance plus ou moins frappante, de la *chorée* par « exemple, et des diverses formes de tremblement par « intoxication (Charcot et Vulpian, *Gazette hebdoma-« daire* (1861). »

Voici le tableau symptomatologique qu'il donne :

« Le début de l'affection s'opère d'une manière insidieuse ; rarement le malade peut en indiquer l'époque précise ; les premiers symptômes observés sont un léger sentiment de faiblesse et une tendance à trembler qui ont lieu, tantôt dans la tête, tantôt et le plus communément dans les mains et dans les bras. Les symptômes s'accroissent progressivement et un an environ à partir de l'époque où ils ont été pour la pre-mière fois remarqués, le malade, surtout pendant la marche, tient son corps plus ou moins fortement incliné en avant. Peu à peu, les membres inférieurs deviennent à leur tour le siége de tremblements ; et, à mesure que la maladie progresse, on les trouve de moins en moins capables d'exécuter les ordres de la volonté. Alors, l'agitation des parties affectées est tellement persistante que le malheureux malade trouve à peine quelques heures de repos ; si, par suite d'un changement de position, le tremblement cesse dans un membre, il reparait bientôt dans un autre membre. La marche, qui jusque là avait procuré au malade un soulagement temporaire en le soustrayant à ses tristes réflexions, devient bientôt impraticable : s'il veut avancer, en effet, par une action indépendante de la volonté, il se porte sur la partie antérieure des pieds et sur les orteils et en danger à chaque pas de tomber sur la face, il se voit contraint d'adopter le pas de course. A l'époque la plus avancée de la maladie, le tremblement des membres a lieu pendant le sommeil qu'il interrompt fréquemment ; le malade devient incapable de porter ses aliments à sa bouche et se voit obligé, pour cet acte même, de recourir à un secours étranger. Il y a une constipation opiniâtre et il faut user fréquemment de purgatifs ; quelquefois même l'emploi des moyens mécaniques devient nécessaire pour extraire du rectum les matières fécales. Le tronc est d'une manière permanente courbé en avant et le menton appliqué sur le sternum ; les forces musculaires ont partout diminué ; la mastication, la déglutition même, sont difficiles ; constamment la salive s'écoule de la bouche. L'agitation enfin devient plus violente et plus constante encore, l'articulation des mots est devenue impossible. les urines comme les matières fécales sont rendues involontairement, le *sub-delirium* et le *coma* terminent la scène. »

Nous avons reproduit cet exposé d'après la traduction qu'en donnent MM. Charcot et Vulpian dans la *Gazette hebdomadaire* de 1861, parce qu'il indique avec précision les principaux symptômes de la maladie telle qu'on la connaissait avant les derniers travaux de M. Charcot et de ses élèves.

En effet, si l'on parcourt les publications anglaises, allemandes ou françaises qui ont été faites sur ce sujet *jusqu'en* 1867, on s'aperçoit bien vite que le progrès se borne à des observations de détails et que toutes les descriptions peuvent être ramenées au type de celle de Parkinson.

Citons parmi les auteurs qui appartiennent à cette période : en Angleterre, Elliotson, Marshall-Hall, Stokes, Graves, Tood, Cansttatt, Blasius, Basedow. En Allemagne, Romberg, Hasse, Oppolzer et surtout Blasius et Cohn. « Cohn semble avoir remarqué le premier dans deux cas d'induration multiple du cerveau et de la moelle que le tremblement ne se manifestait qu'à la suite de mouvements que le malade voulait exécuter, mais jamais à l'état de repos ni durant le sommeil, » (*Ein Beitrage zur Lehre der paralysis agitans, In Wiener med. Wochensh —* mai 1860). » Cette observation contenait en germe le diagnostic entre la paralysie agitante et la sclérose en plaques.

En France, M. Germain Sée le premier, dans le « *Mémoire sur la chorée et les maladies nerveuses* » qu'il présente à l'Académie de médecine en 1850, fait figurer la paralysie agitante parmi les affections qui peuvent être confondues avec la danse de Saint-Guy (1). En 1859, Trousseau dans

---

(1) En 1833, Toulmouche avait présenté à l'Académie de médecine sous la rubrique : *observations de quelques fonctions involontaires des appareils de la locomotion et de la phonation,* avec des observations de chorée, de ramollissement cérébral, etc., des faits incontestables de paralysie agitante, mais il est certain qu'il ignorait, aussi bien que ses rapporteurs, jusqu'au nom de Parkinson (Boucher, th. inaugurale, 1877).

ses leçons sur la chorée donne aussi une description de la *paralysie agitante*. Trois ans plus tard, MM. Charcot et Vulpian publient, comme nous l'avons dit, dans la *Gazette hebdomadaire* une histoire assez complète, pour l'époque, de cette maladie. A partir de là, elle acquiert droit de domicile dans les ouvrages classiques. Dans la seconde édition de ses leçons, Trousseau lui consacre d'assez longs développements. Elle est décrite par Grisolle dans la dernière édition de son traité de *Pathologie interne*, à côté de la paralysie essentielle. W. H. Sanders lui consacre un article dans l'*Encyclopédie de Reynolds*. Mais dans toutes ces descriptions, il existe une confusion complète entre la *paralysie agitante* et la *sclérose en plaques disséminées*.

C'est seulement en 1867 que M. Charcot établit entre ces deux maladies une distinction qu'on trouve publiée dans la thèse de M. Ordenstein. Cette distinction devient de plus en plus nette, grâce aux travaux de M. Charcot (1) lui-même et de deux de ses élèves, MM. Bourneville et Guérard (2).

Enfin M. Charcot, faisant appel aux documents des auteurs qui l'avaient précédé et aux observations nombreuses qu'il avait réunies à la Salpêtrière, décrit parallèlement les deux affections en les comparant l'une à l'autre sous le triple rapport des *symptômes*, des *causes* et des *lésions*. Et cette étude paraît dans ses *leçons sur les maladies du système nerveux* recueillies et publiées par M. Bourneville. Cette publication marque une ère nouvelle dans l'histoire de la Paralysie agitante ; et le travail de M. Charcot est jusqu'à présent l'œuvre capitale sur ce sujet.

(1) Gazette des hôpitaux 1868, et Mouvement médical de 1871.

(2) Bourneville. *Nouvelle étude sur quelques points de la sclérose en plaques disséminées*. Paris, 1868.

Bourneville et Guérard. *De la sclérose en plaques disséminées*, 1869.

D'autres sont venus depuis qui tous lui ont fait de larges emprunts, sans apporter beaucoup de documents nouveaux.

Citons d'abord la thèse de M. Boucher, 1877, dont le principal mérite est d'avoir insisté sur ce fait, qui lui était signalé par M. Charcot, que le tremblement n'est pas un symptôme nécessaire et qu'il n'est pas le plus important, en apportant à l'appui de son dire des observations très-intéressantes. Dans cette thèse, l'auteur utilise largement une leçon faite le 10 novembre 1876 par M. Charcot, leçon dans laquelle le savant médecin de la Salpêtrière s'était attaché à démontrer que la dénomination de *Paralysie agitante* est impropre dans ses deux termes et qu'il vaudrait mieux lui donner le nom de *maladie de Parkinson*. Trousseau rapportant l'observation d'un avocat chez lequel la main droite seule prise mesurait 56 kilogrammes au dynamomètre de Burcq, tandis que la main gauche encore libre n'en mesurait que 48, considérait déjà le mot *paralysie* comme impropre. Nous publions plus loin l'observation d'un homme qui semble avoir voulu plaider cette cause qu'il ne connaissait certes pas. Ce malade qui était dans le service de M. Hardy depuis quelques mois a quitté la Charité parce qu'il était convaincu qu'on méconnaissait absolument sa maladie. Un jour, pour protester contre l'appellation de *paralytique* et convaincre M. Landouzy d'erreur, il saisit un de ces énormes fauteuils à oreilles qui servent aux convalescents et l'élève au-dessus de sa tête. Les observations analogues abondent et tout le monde repousse aujourd'hui le nom de *paralysie agitante*.

Deux autres publications importantes ont paru depuis : les leçons sur les *Maladies du système nerveux*, professées à Montpellier par M. le Dʳ J. Grasset, et l'article *Paralysie agitante*, traité par M. Fernet dans le dernier fascicule du

Dictionnaire de médecine et de chirurgie pratique, publié par M. Jaccoud.

Nous aurons à discuter dans le courant de cette étude certaines assertions de M. Grasset.

Quant à M. Fernet il s'est borné, ainsi que le voulait son cadre et comme il l'avait déjà fait en 1872 dans le chapitre de sa thèse pour l'agrégation qui traite de la paralysie agitante, à résumer l'état actuel de la science.

Enfin, on a publié dans les journaux médicaux, tant en Allemagne, en Suisse et en Angleterre, qu'en France, des observations que nous utiliserons et discuterons en temps opportun.

CHAPITRE II

La maladie de Parkinson est jusqu'à présent une *névrose*, c'est-à-dire une maladie *sine materia*, selon l'expression de M. Charcot.

Nous n'avons pas eu l'occasion de faire des recherches personnelles sur son anatomie pathologique. Mais toutes les autopsies faites par les médecins les plus autorisés n'ont abouti qu'à des résultats négatifs ou contradictoires.

M. Charcot rapporte, dans ses leçons sur les maladies du système nerveux, qu'il a observé trois cas bien caractérisés dans lesquels les résultats de l'autopsie ont été complétement négatifs. Plus tard, il a eu l'occasion de pratiquer trois autopsies nouvelles dont les résultats ont été publiés par M. Joffroy (Société de biologie, 1871) : « Les lésions qu'il a rencontrées sont de deux espèces : les unes, constantes dans ces trois cas (oblitération du canal central de la moelle par la prolifération des éléments épithéliaux qui tapissent l'épendyme ; prolifération des noyaux qui entourent l'épendyme ; pigmentation des cellules nerveuses très-prononcée, principalement dans les cellules de la colonne vésiculeuse de Clarke ; les autres, particulières à deux de ces cas (multiplication des corps amyloïdes) ou à l'un d'eux (plaque scléreuse à la face postérieure du bulbe). Dans le cas le plus net on ne constatait aucune lésion de la protubérance ni du bulbe (1). »

(1) Note de M. Bourneville dans la 3ᵉ édition des leçons sur les maladies du système nerveux de M. Charcot.

M. Charcot, lors de la communication des résultats de ces autopsies, fit remarquer que ces recherches, pour être négatives, au point de vue d'une lésion propre à la paralysie agitante, n'en sont pas moins intéressantes. Elles montreraient, en effet, qu'il existe dans la paralysie agitante des traces de myélite localisées spécialement dans la substance grise, comme cela a lieu dans beaucoup d'affections nerveuses et en particulier dans le tétanos.

M. Grasset, de Montpellier, pense (1) « qu'il faut toujours chercher à l'avenir tout particulièrement dans la direction des dernières lésions découvertes par MM. Charcot et Joffroy : *oblitération du canal central et myélite peri épendymaire.* »

Enfin, rappelons-ici, pour être complet, que Lebert a trouvé un foyer scléreux à la partie supérieure de la moelle; Cohn une atrophie de la moelle à la hauteur de la deuxième vertèbre cervicale ; Cayley et Murchison un épaississement scléreux de l'écorce de la moelle avec travées épaissies du tissu conjonctif pénétrant de là dans la moelle, cette lésion siégeant aux régions cervicale et dorsale, en même temps le canal central était élargi et rempli de cellules plus ou moins semblables aux leucocytes et distinctes de l'épithélium normal.

Dans d'autres observations on a rencontré des lésions diverses de l'encéphale. Marshall Hall, Cohn, Rosenthal, Leyden, Chrosteck.

D'autres enfin ont trouvé des lésions à la fois dans la moelle et dans l'encéphale. Tels sont Parkinson, Stoffella et Oppolzer, Skoda Meschede.

Tous ces faits ne sont guère concluants comme le démontre M. Charcot.

(1) Grasset. Maladies du système nerveux (1879).

Nous reproduisons ici, sans lui accorder beaucoup plus d'importance, la traduction des résultats d'une autopsie présentés à la Société pathologique de Londres le 15 janvier 1878 par M. Dowse. Toutefois l'exposé symptomatologique est très-net et c'est bien à un cas de paralysie agitante que l'on a affaire ici.

« M. Kesteven fit un examen microscopique des cen-
« tres nerveux, et trouva que les cellules nerveuses
« avaient subi une sorte de dégénérescence en granula-
« tions pigmentées brunâtres, à la décussation des py-
« ramides antérieures aux corps olivaires, au noyau de la
« neuvième paire, aux lames et aux corps dentés du cer-
« velet et dans les cornes antérieures de la moelle épi-
« nière. Il observa aussi une sclérose corticale de la co-
« lonne latérale droite de la moelle avec une dégénéres-
« cence miliaire dans la matière blanche du corps strié et
« des hémisphères. En un point dans le noyau de la 5ᵉ paire,
« il y avait une collection de corps colloïdes dans une cavité.
« Les petits vaisseaux étaient épaissis avec des espaces
« périvasculaires très-marqués. »

En somme la maladie de Parkinson semble n'avoir pas de lésion propre. Elle peut exister sans lésions et lorsqu'elle en a, elle les emprunte à telle autre affection spinale ou cérébro-spinale. Absolument comme elle peut succéder à une maladie de ce genre sous l'influence d'une cause unique et commune aux deux maladies ; et cela selon le caprice des aptitudes individuelles.

CHAPITRE III

PHYSIOLOGIE PATHOLOGIQUÉ.

Trousseau, dans la 2ᵉ édition de ses *cliniques*, explique la lenteur et la difficulté des mouvements chez les paralytiques agitants par la fatigue résultant du tremblement. Cette théorie tombe d'elle-même par le fait que cette difficulté peut exister avant le tremblement.

M. Pierret a cherché récemment à donner l'explication de la propulsion et de la rétropulsion (1).

Voici comment s'exprime M. Pierret.

« On sait, dit-il, que l'un des caractères cliniques les
« plus remarquables de la maladie de Parkinson, c'est
« cette raideur musculaire qui rend tout le corps immobile,
« comme empalé, et surtout la lenteur extrême des mou-
« vements à une période suffisamment avancée de leur affec-
« tion ; les malades, dont l'intelligence est saine, la volonté
« nette précise et qui n'ont jamais de vertiges ne peuvent
« exécuter aucun mouvement rapide. Il semble qu'il y ait
« un obstacle interposé entre le muscle et le système ner-
« veux central, que l'influx soit retardé dans sa marche, ou
« que le muscle soit lui-même devenu moins sensible à l'ex-
« citant physiologique, les mouvements ne se produisent
« qu'un temps très-appréciable après détermination prise.
« Or, c'est au moment où cette lenteur dans l'exécution.
« des déterminations volontaires est manifeste, sans que

(1) Note sur un cas d'atrophie musculaire progressive caractérisé au début par de la rétropulsion irrésistible (Revue mensuelle, juin 1877).

« les mouvements soient devenus impossibles, que l'on
« voit apparaître la propulsion ou la rétropulsion. Provo-
« qué au naturel, le phénomène nous paraît inévitable et
« découle tout naturellement de la lenteur même des réac-
« tions musculaires. Que l'on suppose un de ces malades
« écarté si peu que ce soit de sa position d'équilibre, il a im-
« médiatement conscience de ces modifications et cherche
« à y remédier, car l'intelligence et la sensibilité sont in-
« tactes, malheureusement, si la volonté est intervenue à
« temps, il s'en faut que le système musculaire obéisse
« assez vite. Le mouvement voulu, c'est un pas en avant
« ou en arrière, s'exécute trop tard alors qu'il est devenu
« insuffisant. Le trouble de l'équilibre continue donc à
« s'accentuer et, toujours incomplétement corrigé, il se
« poursuit engendrant un mouvement uniformément ac-
« céléré, jusqu'à ce que le malade soit arrêté ou tombe. »

On a donné pour expliquer ce tremblement et la maladie
elle-même, diverses autres théories dont aucune n'est généralement adoptée.

M. le Dr Onimus, pense qu'il y a dans la maladie de Parkinson des spasmes localisés, spasmes qui provoqueraient
en même temps que le tremblement, ces sensations de tiraillements qu'on observe parfois dans certains muscles. La
sensation de chaleur plus ou moins généralisée serait la
résultante de ce travail continuel et serait plus intense là
où il ne produit pas de mouvement.

Ces spasmes amèneraient un affaiblissement des muscles
qui en sont le siége, *M. Onimus prétend que « tout muscle
qui est le siége d'un spasme ou d'une contracture, perd de sa
force en même temps que la contractilité électro-musculaire
diminue; ce serait là une loi générale (1). »*

(1) Note de M. le Dr Onimus.

Que ces spasmes soient le résultat ou la cause de l'affaiblissement, cet affaiblissement partiel existe, ainsi que nous l'avons nettement observé chez un de nos malades, Ren..., dont le tremblement est limité à la main droite. Dans cette main la contractilité faradique des muscles extenseurs est représentée par le chiffre 11 et demi et celle des fléchisseurs par 9 et demi, tandis qu'à la main gauche les chiffres sont sensiblement les mêmes pour tous les muscles.

Qu'elle soit plus ou moins vraisemblable, cette hypothèse a du moins l'avantage à nos yeux d'expliquer la maladie telle que nous l'avons comprise et d'établir une distinction bien nette entre elle et les différents tremblements avec lesquels on la confond souvent.

CHAPITRE IV.

Si l'on peut aujourd'hui nettement séparer la maladie de Parkinson des autres affections cérébro-spinales, lorsque les symptômes sont bien déclarés, il n'en est pas de même, croyons-nous, de son étiologie. Tantôt, en effet, la maladie survient sans qu'il soit possible de lui découvrir une cause génératrice quelconque, et les observations de ce genre abondent. Tantôt elle est précédée d'une de ces douleurs bizarres survenues sans cause connue ou appréciable et qui ne peuvent s'expliquer ni par une inflammation ni par un rhumatisme, qui ne s'accroissent ni ne diminuent sous la pression ni sous l'influence d'un agent extérieur quelconque. Cette douleur, ainsi que le fait remarquer M. Lasègue, « n'est ni exclusivement propre ni particulièrement spéciale à la maladie de Parkinson, elle est un prodrome commun des affections spinales. » Un malade dont nous devons l'observation à la bienveillance de notre savant maître, M. le professeur Lasègue, en offre un exemple très-intéressant. Voici son histoire.

OBSERVATION I.

Pas de cause appréciable; douleur vive apparue subitement au pli de l'aine gauche; envahissement successif par le tremblement du bras gauche, du bras droit et des jambes; tremblement intermittent; attitude caractéristique; fixité du regard; troubles visuels; rétropulsion; sensations intermittentes de chaleur très-vive le long de la colonne vertébrale ; analyse des urines ; traitement, caractères de l'écriture.

Bac......, 51 ans, célibataire, employé aux écritures, est entré à l'hôpital de la Pitié, salle St-Paul, n° 50 (service de M. Lasègue), le 25 décembre 1878. Son père est mort à 65 ans d'une pneumonie. Sa mère, âgée de 84 ans, vit encore et se porte très-bien. Une sœur bien portante ; une autre, morte à 45 ans d'un cancer à la vessie. Deux frères morts pendant la guerre. Donc pas de cause héréditaire.

Antécédents.— Enfance et jeunesse robustes sans aucune maladie. Il a fait, en 1849, la campagne d'Italie et a couché pendant dix-huit mois sur la terre humide. Depuis, il a habité pendant quatre mois un rez-de-chaussée humide. D'ailleurs, il n'a jamais eu à endurer de privations et a toujours vécu confortablement : il est sobre et n'a jamais fait d'excès d'aucune sorte. Jamais aucune douleur.

Début. — Sans cause appréciable, sans avertissement quelconque, au printemps de 1870, un jour en se levant de sa chaise, il ressent en un point qu'il localise au pli de l'aine, vers l'orifice externe du canal inguinal, une douleur aiguë, vive, qu'il compare à un coup de lancette. Cette douleur le force à se rasseoir, puis, en quelques instants, elle se calme assez pour lui permettre de marcher et de vaquer à ses occupations comme par le passé ; mais elle persiste, subaiguë, sourde et constante, avec des exacerbations. Et cela en dépit d'un séton et de trois cautères qu'on applique sur le côté du malade. La pression ne la modifie d'ailleurs en aucune façon.

Au bout d'un an, le bras gauche se met à trembler ; il tremble seul pendant deux ans environ, puis c'est le tour du bras droit, les jambes ne sont prises que depuis les derniers grands froids, vers le milieu de décembre 1878.

Les forces auraient commencé à diminuer depuis cinq ans

environ. L'affaiblissement a été progressif mais lent, et aujourd'hui encore les forces sont peu au-dessous de la normale. L'appétit, d'ailleurs, est bien conservé, les fonctions digestives s'accomplissent facilement. Les poumons et le cœur sont intacts.

Examen du malade couché. — La tête, immobile et raide sur les épaules, ne tremble jamais, elle est fixée par les trapèzes et les sterno-cléido-mastoïdiens, où le malade accuse une sensation de raideur et de tension douloureuse. Les yeux grands ouverts sans expression et fixés droit devant lui. Les paupières s'abaissent à peine une fois par minute : quand le malade veut les fermer avec force, elles sont prises d'un tremblement rapide et croissant avec l'effort. Mais les muscles du front et de la racine du nez participent à peine à la contraction. Les pupilles se contractent et se dilatent également. Il n'y a pas la latéropulsion oculaire décrite par M. Debove (1).

Pendant une quinzaine de jours il a eu des brouillards devant les yeux, le soir surtout, mais aujourd'hui tout trouble a disparu et l'ophthalmoscope montre le fond d'un œil parfaitement normal.

Les traits sont inertes et expriment, à un certain degré, la stupeur et la tristesse. La langue ne tremble pas dans la bouche ; mais tirée, elle tremblotte, surtout vers la pointe qui se retourne en bas comme s'il y avait prédominence de l'action des muscles inférieurs. La bouche est bien close et la mâchoire inférieure ne tremble pas, sauf quand le malade ouvre la bouche et surtout quand il boit.

La déglutition est facile. La parole lente, sourde et pénible, mais nette et ferme. Pas de salivation.

Si le malade veut porter un verre à sa bouche, la

(1) Debove. In Progrès médical du 16 février 1878.

main est prise d'un tremblement ténu et irrégulier ; il semble que les muscles obéissent avec hésitation et par petites saccades désordonnées, mais la volonté réprime ces mouvements, les coordonne et le verre parvient lentement et péniblement, mais directement et sans perdre son contenu jusqu'à sa destination. Au repos, les bras reposent le long du thorax, les avant-bras demi-fléchis et appuyés sur la poitrine sans trembler. Bac..... étant couché sur le dos dans une position normale, les jambes légèrement fléchies sur les cuisses, les pieds restent étendus sur les jambes et il ne peut leur imprimer que des mouvements peu étendus, il lui est même impossible de relever la pointe, surtout à gauche ; les orteils, un peu fléchis à gauche, conservent à droite la situation normale.

Le tremblement est intermittent et mérite d'être décrit en détail. Il survient surtout le matin, et les changements de temps l'exagèrent.

Le premier jour où nous avons vu Bac.., nous l'avons interrogé pendant près d'une heure sans qu'il tremblât le moins du monde au repos. Voici comment est survenu son tremblement. La jambe gauche débute en exécutant quelques mouvements de latéralité, elle s'arrête et le bras gauche a quelques secousses, après lui le pouce de la main droite quelques mouvements d'abduction et d'adduction. Puis tout redevient calme. Encore un ou deux tressaillements dans le pouce droit appuyé sur la main gauche ; l'avant-bras gauche a quelques secousses, puis s'arrête et reprend encore à quelques minutes d'intervalles. Et le tremblement passe ainsi d'un membre à l'autre avec plus ou moins de régularité, mais rarement plusieurs membres tremblent à la fois. — Ces séries de tressaillements sont quelquefois suivies d'une secousse unique et générale analogue au mouvement que cause une peur brusque et imprévue.

En dehors de ces secousses spontanées il peut en survenir d'autres, sous l'influence d'une fausse position; qu'un membre cesse un instant de reposer d'aplomb, il se mettra à trembler. Mais il suffit toujours, pour l'arrêter, d'élever le bras ou de donner une autre position au membre. D'autres fois, au moment d'un paroxysme, il survient un bàillement qui arrête court le tremblement : le tremblement reprend, un deuxième bàillement l'arrête encore, et, ordinairement, après une série de bàillements, le malade a une phase de repos. Mais s'il veut arrêter directement un membre agité, sa volonté ne sert qu'à l'agiter davantage ; le même effet est produit par une émotion ou une sensation vive.

Le malade a besoin d'aide pour sortir de son lit.

Assis. — Le dos voûté, la tête penchée en avant, la physionomie sans expression, les yeux fixes, les deux pieds reposant d'aplomb sur le sol, les mains reposant sur les genoux, *il ne tremble pas du tout.* Si on lui ordonne de se lever, il hésite un moment, puis, comme s'il prenait un élan, il penche le haut du corps et la tête fortement en avant, la face vient presque à la hauteur des genoux, alors il quitte la chaise et se redresse assez rapidement.

Debout. — Le dos est un peu plus voûté et la tête plus penchée en avant. Le bras droit demi-fléchi pend légèrement écarté du tronc. Le bras gauche est demi-fléchi et la main gauche tremble par petits mouvements d'adduction et d'abduction exécutés dans l'articulation radio-carpienne. D'ailleurs Bac... peut rester assez longtemps debout sans aucune tendance à tomber et il s'assied sans difficulté lorsqu'il se sent fatigué. Si on le fait marcher, il part rapidement et va au pas accéléré jusqu'au bout de la salle, mais quand on lui dit de marcher lentement, il modère son allure à son gré. Pas de tendance à tomber soit en avant soit en arrière. Il lui est cependant arrivé deux ou trois fois *de tomber en arrière*. C'était pendant les grandes chaleurs, mais à un moment quelconque de la journée, souvent au début et sans qu'il fût fatigué le moins du monde. L'assertion de M. Grasset (1) n'est pas justifiée ici. Maintenant si, lorsqu'il est debout ou même lorsqu'il marche, *on le tire en arrière par le pan de son vêtement, il est entraîné irrésistiblement et tomberait si on ne le retenait*, Mais sa chute n'est pas précédée de petits pas menus et précipités comme nous l'avons observé quelquefois, il tombe directement et tout d'une pièce. Il suffit de le remettre d'aplomb pour qu'il résiste et devienne à peu près solide. En avant le même phénomène ne se reproduit pas.

Pour se remettre au lit, le malade grimpe péniblement jusqu'à son matelas, puis il se laisse tomber comme une masse inerte tout d'une pièce sur son oreiller.

Indépendamment de la douleur ilio-inguinale qui persiste accompagnée d'une sensation de lassitude dans les jambes, surtout vers la rotule, et le long de l'épine dorsale, le malade éprouve de temps en temps, tous les huit ou quinze jours, une sensation de chaleur très-vive qui parcourt toute la longueur de la colonne vertébrale depuis le sacrum jusqu'à la nuque sans que la tête y participe. Mais cette sensation ne dure pas plus de cinq à six minutes chaque fois. Il n'y a pas ce besoin incessant de changer de place qui tourmente quelquefois les malades. Pas de douleurs de tête. Pas de crampes dans les membres, soit actuelles soit prémonitoires. Sommeil calme, rarement quelques cauchemars quand il est couché sur le dos. La mémoire et l'intelligence quoique un peu engourdies restent

(1) Grasset. Maladies du système nerveux, 1879.

intactes. Bac.... se sent toujours plus tranquille le matin que dans la journée.

Nous avons fait quatre fois l'analyse des urines, voici les résultats obtenus :

25 Décembre.	Quantité.	1,000
	Réaction	Acide.
	Densité	1,030 à $+ 15°$
	Urée.	20 g., 7.
	Acide phosphorique.	2 g., 04.

29 Décembre	Quantité.	800.
	Réaction.	Acide.
	Densité	1033.
	Urée. . . . . . ,	20 g., 5.
	Acide phosphorique.	1 g., 848.

3 Janvier 1879.	Quantité.	900.
	Réaction	Acide.
	Densité	1030.
	Urée	20.
	Acide phosphorique.	2 g. 04.

5 Janvier 1879.	Quantité.	1,000.
	Réaction	Acide.
	Densité	1024.
	Urée	20 g. 2.
	Acide phosphorique .	2 g. 005.

Il résulte de ces analyses que la quantité d'urines émises par jour est un peu au-dessous de la moyenne physiologique. Depuis le 5 janvier, nous faisons conserver au lit du malade un bocal dans lequel on recueille soigneusement ses urines et nous avons constaté pendant un mois que la quantité émise par jour avait pour limites extrêmes 800 et 1000. La réaction est normale, la densité un peu exagérée, mais il faut tenir compte de la diminution correspondante dans la quantité. L'urée est en quantité à peu près normale. La moyenne de l'acide phosphorique dans ces quatre analyses est 1 gr., 995, c'est-à-dire moins qu'à l'état physiologique.

Bac..... a suivi toute sorte de traitements. D'abord, sur les conseils de M. le D' Moutard-Martin, il a pris de l'iodure de potassium, 3 à 4 grammes par jour pendant neuf mois. Puis pendant neuf mois encore du bromure de potassium même dose. Ensuite des ferrugineux, bains de Baréges, eaux de Chales à l'intérieur, strychnine, bromure de camphre, douches pendant quatre-vingt-dix jours. — Electricité à courants continus. Aucun de ces médicaments n'a réussi. Seul, le sulfate de quinine l'a soulagé un peu pendant ces derniers temps à la dose de 1 gramme.

Le 4 *janvier* 1879, à la Pitié, nous avons institué un traitement au chlorure de baryum, selon les prescriptions de M. Brown-Sequard, à doses graduellement croissantes jusqu'à 5 centigrammes et nous l'avons continué jusqu'au 28 janvier sans obtenir aucun résultat.

20 *janvier*. — L'état de Bac..... n'est pas sensiblement modifié, il se plaint de ne pas dormir. Nous ordonnons un julep au chloral.

23 *janvier*. — Bac..... se plaint d'avoir toujours trop chaud depuis quelques jours seulement, sa température rectale est à 37°,1, le pouls à 80 pulsations par minute.

12 *février*. — Depuis quelques jours la douleur du pli de l'aine s'est déplacée de quelques centimètres vers l'ombilic et elle est moins constante dans son siége. Bac..... a des accès de fièvre tous les soirs vers neuf heures depuis

trois ou quatre ours. Nous ordonnons 50 centigrammes de sulfate de quinine à prendre à sept heures du soir.

13 février. — La fièvre a été moins intense, et ce matin le malade se trouve sensiblement mieux.

L'écriture de Bac..... est très-caractéristique ainsi qu'on peut en juger par le spécimen suivant :

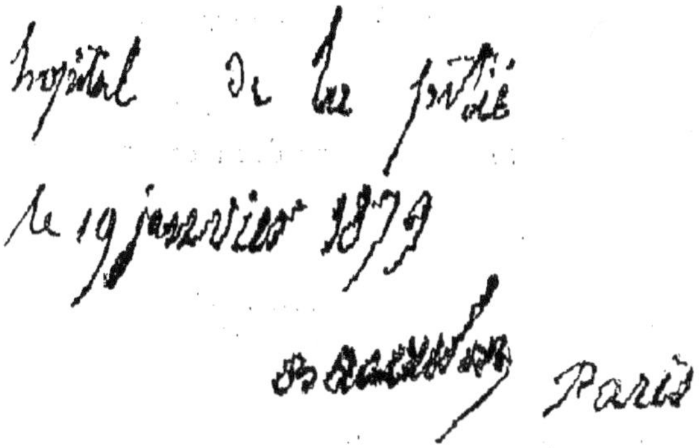

On le voit, la douleur apparaît ici comme un coup de foudre au milieu du calme le plus complet. Elle siége en un point quelconque parfaitement localisé mais n'ayant aucun rapport avec le membre par où doit débuter le tremblement. Elle rappelle bien l'image pittoresque de M. Lasègue : *c'est le signal télégraphique qui annonce une dépêche dont il ne fait pas pressentir le contenu.*

Nous devons à l'obligeance de M. le Dr Bourneville la communication de l'observation suivante publiée par M. le Dr Secrétan dans le bulletin de la Société médicale de la Suisse romande (novembre 1878).

Observation II

Frayeur vive; douleur à la hanche gauche; début du tremblement
par la jambe gauche.

Au mois de février 1875, la malade eut une peur très-
vive, elle traversait les plaines de Vidy au milieu de la nuit
lorsqu'elle aperçut deux gendarmes venir de son côté; peu
d'instants après elle ressentit une très-vive douleur à la
hanche gauche, douleur qui ne dura qu'une demi-heure,
puis cessa complétement pour ne plus revenir. Suivant les
affirmations de la malade, elle commença à trembler quelques moments plus tard. Ce tremblement a toujours été
croissant jusqu'à son entrée à l'hôpital. Il n'y eut jamais
de douleur dans cette jambe, parfois seulement elle était
un peu raide. En 1877 la jambe gauche s'est mise à
trembler aussi sans que la malade y ressentit de nouvelles
douleurs. Jamais non plus elle n'éprouva de douleurs dans
le dos. A la même époque, elle ressentit de vives douleurs
dans la tête, elle y était d'ailleurs sujette.

Depuis une année environ elle a commencé à baver beaucoup; cette salivation est accompagnée d'un abaissement de
la lèvre inférieure, puis elle a remarqué qu'elle avait de la
peine à parler; elle éprouve, dit-elle, une sorte de raideur
de la bouche et de la gorge, diminuant la portée de sa voix
qui était autrefois plus forte. Après avoir parlé un moment
elle y ressent une sorte de crampe. Cet embarras de la parole a beaucoup augmenté depuis quelque temps; jamais il
n'y a eu difficulté de la déglutition. Avant le début de cette
affection la malade jouissait d'une bonne santé; elle dit
seulement avoir remarqué des fourmillements dans les
pieds avant le début de la maladie. Depuis cinq mois elle

en ressent aussi dans les mains qui sont devenues inhabiles à tenir l'aiguille et à travailler.

Facies jovial, fortement ridé, en général elle est gaie, mais de temps à autre elle est prise d'accès de pleurs.

Le tremblement est augmenté par les excitations mécaniques (piqûres, coups, etc.), il cesse dans les mouvements volontaires.

D'autres fois la douleur prend le caractère rhumatoïde ou névralgique, et occupe, ainsi que l'a observé M. Charcot, « *le membre ou la région du membre qui bientôt seront pris mais secondairement d'agitation convulsive.* »

Ces cas ne sont pas très-rares et nous en citerons plusieurs exemples (obs. II, III, V, VIII, XIV). En voici un particulièrement intéressant :

La douleur, après avoir duré quatre mois et parcouru toute l'étendue du membre supérieur droit, disparaît complétement et c'est seulement huit mois après que le tremblement apparaît.

Le malade rappelle qu'il a fait une chute sur le côté droit, mais nous avons quelque peine à admettre qu'un accident sans gravité ait pu produire une maladie qui ne se serait révélée que trois ans plus tard. Il est cependant des cas bien établis où la maladie de Parkinson a succédé directement à des traumatismes, nous en avons vu nous-même (obs. V et VI). Au reste, nous reviendrons plus loin sur ce sujet.

Observation III.

Chute sur le côté droit; douleur à l'épaule droite; guérison de la douleur; Troubles visuels: paralysie du nerf moteur oculaire commun gauche; tremblement de la main droite; douleur des muscles latéraux gauches du cou provoquée par les mouvements ; traitement par l'électricité statique ; mesure de la contractilité électrique des muscles.

Ren....., 60 ans, sellier. Père mort à 71 ans des suites d'un coup de pied de cheval (probablement une arthrite de l'épaule). Mère morte âgée de 63 ans d'un asthme. Deux frères bien portants. Une sœur morte d'un anévrysme au cœur.

Antécédents personnels. — Enfance et jeunesse sans maladies ; n'a jamais fait d'excès d'aucune sorte ; existence confortable et sans privations. Il y a quatre ou cinq ans il a fait une chute sur le côté droit en descendant d'un omnibus ; il n'a eu qu'une simple contusion sans lésion, mais il a ressenti pendant quelques jours à l'épaule droite une douleur qui aurait disparu *comme par enchantement.*

Trois ans plus tard, vers le commencement d'avril 1877, un matin en se réveillant, il ressent dans l'épaule droite et dans le côté correspondant du cou une douleur qu'il prend d'abord pour un torticoli résultant d'une fausse position pendant le sommeil. Mais la douleur persistant, il consulte un médecin qui lui conseille des bains de vapeurs et des frictions avec de l'huile camphrée : traitement sans résultat. Cependant, la douleur gagne le bras, puis l'avant-bras, et à mesure qu'elle se rapproche de la main, son intensité diminue à partir du cou. C'est alors qu'on lui applique des courants continus, et, en trois séances, la douleur a tout à fait disparu. Elle avait persisté pendant quatre mois. Ren...., fait remarquer qu'il était affaibli à ce moment-là et que, dès la première séance d'électricité, il a senti que sa force était considérablement augmentée. Un fauteuil qu'il ne pouvait pas soulever en arrivant, une heure plus tard il le portait facilement.

Ici une période de huit mois pendant laquelle il ne ressent aucun malaise. La santé est parfaite.

Au mois de juin 1878, sans que rien l'ait précédé ou annoncé, le tremblement apparaît dans la main droite, à peine sensible d'abord, puis augmentant graduellement.

Les forces diminuent surtout dans le bras droit, Ren... travaille néanmoins, mais plus difficilement et se fatigue vite. En même temps, il remarque que sa *sa vue se trouble* quelquefois en travaillant et que ses yeux sont larmoyants. *Sa paupière gauche s'élève difficilement et incomplètement à ce point que pour regarder en haut il est obligé de la relever avec le doigt.*

Il voit double les objets placés en face de lui et à sa droite.

Ren..... vient à la consultation de M. Charcot le 15 décembre 1878, et c'est grâce à la bienveillance du savant professeur que nous pouvons recueillir son observation.

Aujourd'hui le ptosis est à peu près complétement disparu. Le malade éprouve encore une certaine lourdeur dans la paupière supérieure gauche. Il ne voit plus double ordinairement, mais quand nous promenons un crayon devant ses yeux, ce crayon lui paraît enveloppé de brouillards quand nous le portons vers la droite ; et si nous le ramenons en face de lui sur la ligne médiane, le crayon se dédouble, mais bientôt, grâce à un effort d'accommodation de l'œil gauche, la seconde image se perd dans un brouillard qui enveloppe la première. La pupille gauche est beaucoup plus dilatée que la droite, elle se contracte encore.

Ren..... n'a pas encore, à un très-haut degré, l'attitude caractéristique. Toutefois il sent bien que ses mouvements sont plus lents, plus difficiles, et tout son corps est raide.

La tête ne tremble pas, pourtant, en la regardant bien, on la voit parfois agitée de petits mouvements de droite à gauche, presque imperceptibles et isochrones au tremblement de la main. Les yeux sont fixes, la physionomie immobile. La langue ne tremble pas dans la bouche, mais si le malade la tire, elle tremble, et la mâchoire inférieure s'agite avec elle.

Au repos, tout le tremblement est localisé dans la main droite : il s'exécute dans l'articulation radio-carpienne et dans les articulations des phalanges. Le poignet s'agite en adduction et en abduction, et les doigts exécutent nettement le mouvement de la plume à écrire. Le tremblement s'arrête parfois spontanément. Ren..... peut le réprimer un instant, soit en changeant la position du membre, soit par un effort de volonté en serrant énergiquement le poing. Après un temps de repos, c'est toujours le pouce qui s'agite le premier.

Presque toutes les nuits, Ren...... est réveillé vers deux ou trois heures du matin, c'est son poignet qui s'agite beaucoup plus violemment, alors il le place entre ses genoux, et, par l'effort combiné des deux genoux et du poing lui-même, il parvient à l'arrêter.

Ni propulsion, ni rétropulsion.

Ren... n'éprouve de douleurs que dans les muscles latéraux gauches du cou, Quand il remue la tête, un élancement douloureux part de l'épaule gauche en suivant à peu près le trajet du bord externe du faisceau supérieur du trapèze et monte jusqu'à l'oreille qui tinte, dit-il, comme si elle était frappée par un gémissement. Au repos complet, il n'éprouve aucune douleur.

La santé générale est restée bonne, les fonctions digestives s'accomplissent bien. Rien aux poumons, rien au cœur *qui présente ici la particularité d'être situé à droite.*

Ren... a pris du bromure de potassium, des pillules au sulfate de zinc, des bains sulfureux. — On lui a injecté de la noix vomique dans le bras droit. Tout cela a été parfaitement inefficace.

Le 4 janvier 1879 M. le docteur Vigouroux a commencé un traitement par l'électricité statique : Le malade étant assis sur un tabouret isolé en communication avec une machine de Carré, on dirige une pointe métallique vers la partie malade et on l'agite au moyen de ce que les auteurs appellent le souffle ou vent électrique. Chaque séance dure dix minutes environ trois fois par semaine.

Dès les premières séances Ren... remarque que son grand tremblement du matin devient de moins en moins intense.

Le 11 janvier, le tremblemnnt est arrêté complètement après une séance. (Ren... se croit guéri). Mais il reprend le 13 janvier, toutefois il est moins intense.

20 janvier le malade se trouve sensiblement amélioré, c'est surtout le matin que ses secousses sont bien moins fortes.

Le 28 Ren... va plus mal, il a reperdu ce qu'il avait gagné.

8 février Ren... va un peu mieux.

Contractilité faradique des muscles.

	Main droite.	Main gauche.
Long abducteur du pouce. . .		
Extenseur propre de l'index..	11 1/2	10
Court extenseur du pouce. . .	10 1/2	10
Long extenseur du pouce. . .	8 1/2	9 1/2
Éminence thénar.	9 1/2	10 1/2
Interosseux.	9 1/2	10 1/2

Ces chiffres, comme on le sait, indiquent l'écartement des deux bobines dans l'appareil à chariot de Bois-Reymond. L'excitation est naturellement d'autant plus faible que l'écartement est plus grand.

Nous avons rapporté ici cette observation à cause d'un

accident mentionné croyons nous pour la première fois, une paralysie incomplète du nerf moteur oculaire commun gauche.

Cette paralysie est survenue au début de la maladie, mais il est des cas où la maladie de Parkinson est précédée d'une autre affection sous l'influence de la même cause apparente et se montre bien comme une affection deutéropathique. — M. Lasègue connaît une dame qui a été démente pendant deux ans et qui après quatre ans de tranquillité est devenue paralytique agitante sans cause apparente. Nous connaissons nous-même un ancien cocher qui a été amaurotique pendant deux ans et a commencé à trembler le jour où il recouvrait la vue. — Son observation a été prise, lors de ses deux premiers séjours à la Charité, par M. Landouzy qui a bien voulu nous la communiquer. Nous l'avons vu nous-même pour la première fois le 24 mars 1878 à la consultation de M. Charcot et nous avons complété l'observation depuis cette époque.

OBSERVATION IV.

Grande frayeur; amaurose; tremblement d'abord limité à la main droite
puis étendu aux deux membres supérieurs.

Ch... (Julien), 58 ans, né dans la Loire-Inférieure, marié, ancien cocher de maison, commissionnaire, fait en 1878 deux séjours dans le service de M. le professeur Hardy (cliniques de la Charité), où il est entré pour un tremblement de la main et des douleurs.

Antécédents héréditaires. — Père mort hydropique après avoir souffert longtemps de fièvres intermittentes à type tierce.

Mère morte à 48 ans, d'affection indéterminée.... aurait

eu une maladie nerveuse sur laquelle Ch... ne peut fournir de renseignements, mais qui était caractérisée par un tremblement qui n'aurait pas ressemblé à celui dont il souffre.

Antécédents personnels. — A 18 ans, pleuropneumonie dont il se serait remis lentement et difficilement.

A 20 ans, chancres mous et bubons suppurés, **pas de** syphilis.

De 20 à 30 ans environ, plusieurs blennorrhagies jusqu'en 1864, cocher de bonne maison, est toujours bien portant ; fait à cette époque quelques excès alcooliques ?

De 1864 à 1871, mène une existence pénible et fatigante, travaille constamment à l'humidité, passant toutes ses journées à laver des voitures ; de plus se fatigue la nuit à veiller ou à servir sa femme paralytique.

En mai 1871, il est arrêté par des communards qui le mènent à une barricade en lui intimant l'ordre d'y travailler ; il refuse, c'est alors qu'on aurait tiré sur lui plusieurs coups de fusil qui ne l'atteignirent pas, mais qui le jetèrent dans une frayeur dont il eut grand mal à se remettre.

Vers la fin de février 1873, il aurait été subitement, sans cause connue, sans douleur, frappé d'une amaurose assez intense pour l'empêcher de se conduire : cette amaurose aurait duré deux ans et sa disparition complète aurait été aussi subite et aussi singulière que son apparition ?

Ch....., était devant la gare Saint-Lazare, lorsque subitement il a vu l'heure à l'horloge et à peu près au même instant sa main droite a commencé à trembler....

A partir de ce moment, Ch... s'est senti pris de quelques douleurs et raideurs dans les membres et le tremblement de la main droite a toujours été en augmentant.

Premier séjour de Ch..., à la Charité, du 30 janvier au 13 février 1878. Ch..., grand, bien charpenté, encore bien musclé, se sentant fort, mangeant bien, dormant pas mal,

De Saint-Léger. 3

se plaignant de quelques douleurs et raideurs vagues dans les membres, demande simplement (*sic*) qu'on le guérisse du tremblement de la main droite assez fort d'une part pour gêner presque complétement la préhension et pour se communiquer d'autre part à la tête.

Le facies pâle et immobile, la fixité de la tête et du regard, la rigidité de tout le corps, la parole un peu traînante et scandée, le tremblement menu et incessant de la main droite font immédiatement diagnostiquer une maladie de Parkinson.

Les coudes sont rapprochés du tronc, les avant-bras tenus demi-fléchis sur les bras, la main gauche dans une position indifférente, le poignet droit légèrement infléchi sur l'avant-bras, la main droite en situation rappelant celle de l'accoucheur qui va pratiquer la version; le pouce et les premiers doigts animés de mouvements incessants et menus de flexion et d'extension alternatives, tels que le malade à l'air de filer de la laine.

Ce tremblement continuel est sujet, dans ses amplitudes et sa fréquence, à des modifications assez importantes; il semble que le malade puisse par un effort de sa volonté, modérer, dans une certaine mesure, son tremblement. Par moments aussi (sans cause bien appréciable) le tremblement devient tellement fort qu'il se propage à la tête et que le malade étant au lit, il se propage au membre supérieur du côté opposé et aux membres inférieurs.

En tous cas, le tremblement de la main droite est assez fort et assez permanent pour qu'il soit impossible à Ch... de se servir ni à boire ni à manger.

Sensation de raideurs dans les muscles et les membres plutôt que de douleurs : raideurs assez prononcées pourtant pour que le malade ne puisse pas mouvoir ses membres, pour qu'il ne puisse pas exercer sa profession de commissionnaire public.

Lorsque Ch... marche, la tête et le tronc sont tenus fixes et raides, les bras sont rapprochés du corps, les coudes collés au tronc; les membres inférieurs n'ont pas leur souplesse normale car le malade détache incomplétement la pointe du pied du parquet, sa démarche est légèrement « frottante. » L'allure composée d'une série de pas menus et égaux n'a rien de précipité.

Ni propulsion ni rétropulsion.

Ch... se meut tout d'une pièce : pour n'être pas absolue, cette rigidité du corps se retrouve dans tous les mouvements que fait Ch..., soit pour se retourner, soit pour se lever, se coucher ou s'asseoir.

A plusieurs reprises, on remarque que le tremblement de la main droite diminue quand Ch... veut effectuer un mouvement, surtout quand ce mouvement demande une certaine dépense de force musculaire. C'est ainsi que Ch..., qui éprouve les plus grandes difficultés à saisir son verre, arrive, sans trop trembler, à soulever une lourde chaise.

Ch... n'aime ni la station assise, ni le lit, ni la station verticale ; toutes ces positions sont pénibles parce qu'elles lui font ressentir au maximum de certaines *raideurs* occupant les régions cervico-dorso-lombaire, raideurs pénibles plutôt que vraiment douloureuses qui s'atténuent singulièrement dans la marche.

Aussi Ch... est-il presque toujours en mouvement dans la salle, quoique pourtant il ne soit pas possédé de ce besoin de marcher sans repos ni trêve que nous avons observé chez d'autres paralytiques agitants.

Ch... n'aime pas le lit non plus parce qu'il a toujours trop chaud.

Etat général bon ; appétit, digestions régulières.

Pas de sommeil.

Apyrexie absolue.

Traitement. — Electrisation quotidienne par les courants induits.

Iodure de potassium, 1 gr.

Au bout de quelques jours, Ch... se dit mieux, se sent les membres plus souples, et trouve (même état à notre avis) que le tremblement est moins fort.

Quitte la Charité, sur sa demande, le 13 février 1878.

Ch... fait un nouveau séjour à la Charité, du 23 septembre au 11 novembre 1878. L'habitus est encore plus celui de la maladie de Parkinson que lors du premier séjour du malade. La physionomie est plus impassible ; la tête, à peine infléchie, semble plantée sur les épaules ; le corps, *droit comme un I*, ne dévie en rien de sa rigidité dans la marche. Les coudes sont fixés au corps ; les mains, fermées en cône, sont infléchies sur le poignet, et celui-ci sur l'avant-bras. Ch... file de la laine plus et mieux que jamais et cela des deux mains, plus fortement et plus rapidement à droite qu'à gauche.

Par moments, surtout quand Ch... est assis sur une chaise ou mieux encore dans le lit, le tremblement des mains secoue les membres supérieurs et se propage à la tête.

Dans la position assise encore et couchée, il arrive que le tremblement se communique aux membres inférieurs, peut-être plus au membre inférieur gauche qu'au droit. Pourtant le membre inférieur droit est le siége d'un peu de faiblesse *subjective* et *objective* sans atrophie appréciable.

Ch... se plaint à peine de sensations douloureuses ou raides et, de fait, les mouvements (tout en ayant l'air de ne pouvoir être exécutés, vu l'empalement du malade) sont possibles, quoique manquant d'ampleur et de souplesse ;

en tout cas, le jeu provoqué de divers membres est facile.

Même état général; même sensation de chaleur lorsque Ch... est un peu couvert. Mêmes préférences pour la marche; même allure. Ch... trotte menu en frottant doucement le parquet avec une très-légère oscillation droite, laquelle est peut-être due à la moindre force du membre inférieur droit. La démarche et la physionomie de Ch... sont telles qu'il a sans conteste la silhouette d'une paralysie agitante.

Traitement. — Iodure de potassium, 1 gr.
                 Bains sulfureux.
                 Courants induits.

A plusieurs reprises, Ch... qui a été l'objet de nombreux examens et qui fréquemment a entendu prononcer le nom de sa maladie, se plaint amèrement à nous de ce que l'on semble *méconnaitre son affection.*

Ch... n'entend pas qu'on le dise paralytique agitant, car il est fort, il a des muscles, il peut faire ce qu'il veut, car il est aussi bon et aussi fort commissionnaire que quiconque. Il est si peu paralysé que, n'était son tremblement (qu'il s'efforce de cacher en croisant les mains sur sa poitrine et en les enfermant dans son paletot), il chargerait et porterait les malles comme pas un des commissionnaires de son quartier.

Ce disant, Ch..., pour nous convaincre de ce qu'il croit être une erreur de diagnostic, élève et abaisse les membres supérieurs, fléchit et étend les membres inférieurs, puis saisit un de ces énormes fauteuils à oreilles qui servent aux convalescents et l'élève au-dessus de la tête. Ces divers mouvements, pour être un peu raides, *un peu durs,* s'exécutent facilement et prouvent que Ch..., pour être gêné dans ses mouvements, a raison quand il se révolte contre

l'épithète de paralytique agitant qui semble l'humilier.
« Je ne suis pas paralysé », va répétant Ch... qui donne
(par les travaux auxquels il peut encore se livrer) raison
aux auteurs classiques (Charcot) qui visant les malades
semblables à Ch... et les malades qui n'ont pas de tremblement préfèrent, pour désigner leur affection, la dénomination de *maladie de Parkinson* à celle de *paralysie agitante*.

En dépit des différents traitements mis en œuvre (électricité, iodure de potassium, belladone, ergot de seigle), le
tremblement n'est pas modifié et Ch..., las de son séjour
prolongé à l'hôpital, quitte la Charité sur sa demande le
11 novembre 1878.

*Le 24 novembre 1878, Ch... se présente à la consultation
de M. Charcot qui veut bien nous le donner à examiner.*

Il a l'aspect si bien décrit par M. Landouzy, à cela près
que maintenant le tremblement se communique à la tête
d'une façon à peu près constante. Il ne paraît pas avoir
gagné en intensité et Ch... lui-même constate que son état
s'est peu modifié soit en bien, soit en mal. Il insiste toutefois sur ses douleurs plus intenses et sur cette particularité que la sensation de chaleur qu'il éprouve est
limitée à la partie supérieure du corps et contraste avec
la sensation de froid qu'il éprouve en même temps dans
les genoux et dans les mains. « Ma poitrine, dit-il, est
quelquefois fumante tandis que mes genoux sont glacés. »
Il est réveillé très-souvent la nuit soit par son tremblement, soit par cette sensation de chaleur intolérable. Mais
pendant qu'il dort, son tremblement est complètement
arrêté.

Il a toujours le même besoin de changer de place et
pendant que nous l'interrogeons il exécute une série non

interrompue de mouvements singuliers... Tantôt il croise la jambe droite sur la gauche en plaçant les deux mains entre ses cuisses pour atténuer son tremblement. Bientôt il va dégager sa jambe droite et la relever en la maintenant avec ses deux mains croisées au devant du genou. Il abaisse la jambe et reporte les bras demi-fléchis près du tronc en les tenant un peu écartés. Puis il se lève, fait quelques pas et va se rasseoir pour recommencer les mêmes évolutions.

Il traîne aussi un peu plus la jambe droite et ses forces diminuent. Au dynamomètre de M. Burcq, la main gauche produit encore une pression de 43 kilog. 1/2, la main droite 45 kilogs seulement. Il y a donc un affaiblissement considérable du côté droit autrefois le plus fort. »

M. Charcot ordonne l'hyoscyamine à la dose de deux granules de 1 millig. par jour.

20 Décembre. L'hyoscyamine n'a produit aucun effet, nous la supprimons. Et M. Vigouroux commence son traitement par l'électricité statique.

7 Janvier 1879. Ch... trouve que ses douleurs sont moins fortes, les bras sont plus raides, mais il tremble moins.

Le 14. L'amélioration légère constatée pendant les premiers jours ne s'est pas maintenue. Ch... souffre comme un damné. La douleur siége dans les deux bras et le dos et dans le bas-ventre, c'est dit-il, « comme si on le coupait à morceaux. »

Le 28. Même état. Pendant ces derniers grands froids, Ch... est venu encore trois fois par semaine de la gare St-Lazare à la Salpétrière pour se faire électriser. Il monte sur les impériales des omnibus et il trouve que cette promenade au grand air lui fait du bien. Pendant qu'il attend son tour pour monter sur le tabouret à pieds de verre, il sort à chaque instant pour prendre l'air, la température du cabinet de M. Charcot est beaucoup trop élevée pour lui.

Résultat de trois analyses d'urines ; quantités moyennes

Quantité. 1500
Réaction. . . . . . . Acide
Densité. . . . . 1023.
Acide phosphorique. 1 gr. 9125.

Le 30. Ch... sentant ses forces diminuer, se résigne à entrer de nouveau à l'hôpital de la Charité dans le service de M. Vulpian.

Traitement par le sulfate de strychnine 12 millig. par jour en granules.

9 Février. Les forces sont un peu revenues et Ch... marche maintenant plus librement. Il se sert mieux de la jambe et du bras droits.

Le 18. Ch... prétend que la strychnine l'agite beaucoup. M. Vulpian fait réduire la dose à 8 millig.

Si nous ne pensons pas qu'on doive attribuer à la maladie de Parkinson des causes exclusivement spéciales, il n'en est pas moins vrai qu'elle se déclare plus particulièrement sous certaines influences.

Citons en premier lieu l'influence des violents ébranlements du système nerveux, la frayeur, les émotions vives. etc. Les péripéties du siége de Strasbourg (Kohts Berliner Rhin Wochenschrift n° 24 p. 278 etc. 1873). Les horreurs de la Commune (Charcot) ont amené une augmentation notable du nombre de ces malades. Les exemples à l'appui fourmillent dans la science (Van-Swieten. Hillaret, etc.) nous en rapportons nous-même plusieurs (Observations II, IV, VI, IX, XIII, XV).

D'après M. Charcot, *il n'est pas permis de conserver le moindre scepticisme sous ce rapport.*

Le même auteur place au second rang, dans l'ordre étiologique, *l'action du froid humide* longtemps prolongée, et il cite une marchande de gauffres qui avait habité pendant plus de dix ans un rez-de-chaussée humide et de plus se trouvait exposée, en raison de son métier, à des refroidissements fréquents. Nous avons nous-même constaté que cinq de nos malades avaient été soumis plus ou moins longtemps à l'action de l'humidité. Chez l'un d'eux, Bac... (Observation I), on ne peut pas invoquer d'autre cause de maladie. Une autre, Dub... (Observation X), a eu en même temps à supporter la misère. Chez les autres (Observations IV, V, XIII), l'humidité paraît avoir joué un rôle très-secondaire comme le froid, dans le cas cité par Romberg d'un homme qui en 1813 fut détroussé par les Cosaques et abandonné tout nu par un temps de neige.

M. Charcot a signalé le premier l'irritation de certains nerfs périphériques à la suite d'une blessure ou d'une contusion comme cause de la maladie de Parkinson chez trois malades dont deux étaient soumis à son observation. M. Boucher (1) donne l'observation d'une femme chez laquelle le tremblement a succédé à un traumatisme de l'annulaire gauche. Nous avons nous-même observé une malade chez laquelle le tremblement a succédé à une *entorse* du pied gauche. On pourrait, il est vrai, chez elle, invoquer beaucoup d'autres causes, *émotions, habitation humide, privations, etc.* Mais il est à remarquer que le tremblement a débuté dans le pied qui avait été blessé et l'entorse paraît avoir été la cause déterminante de la maladie.

(1) Boucher. Th. inaugurale, 1877. De la maladie de Parkinson (paralysie agitante) et en particulier de la forme fruste (obs. I, p. 19).

Observation V.

Habitation humide; vie de privations; hémiplégic gauche; Entorse du pied
gauche; surdité; tremblement du pied gauche, du bras gauche, de la
jambe droite, du bras droit; Rétropulsion; œdème des deux pieds; analyse
des urines; température.

Fanc... (Victorine), 62 ans, salle Saint-Alexandre, service
de M. Charcot, à la Salpêtrière. Petite et bossue, mais habituellement bien portante, a eu à supporter beaucoup de
privations, surtout pendant la guerre. Elle a habité pendant dix-huit mois une loge de concierge très-*humide*. A
45 ans elle a une frayeur *vive* qui tue dans son ventre un
fœtus de 6 mois. Deux jours après, hémiplégie à gauche
qui disparaît sans laisser de traces au bout de trois mois de
traitement par les bains de vapeur. Elle a ensuite deux enfants morts avant terme, puis un quatrième qui se porte
bien. Pas de syphilis avouée.

Pendant la guerre, elle confectionne des vêtements pour
les soldats et plusieurs fois, en portant son ouvrage, elle
voit des obus éclater près d'elle. C'est à ces *émotions*-là
qu'elle attribue la brusque disparition de ses règles. Quoi
qu'il en soit, depuis cette époque, elle aurait eu souvent
des *vertiges* et des *défaillances*, et ses forces auraient diminué sensiblement,

En 1872, entorse assez forte au pied gauche avec ecchy-
mose. Elle n'a gardé le lit que vingt-quatre heures, mais
la douleur a persisté pendant deux ans; l'entorse a été mal
soignée, et aujourd'hui encore la malléole externe fait une
saillie assez considérable en dehors et un peu en avant. La
malade s'était pris le pied entre deux planches et avait eu
peur de tomber du haut de cinq ou six marches. Emo-
tion.

En 1874, apparaît dans le *pied gauche* un tremblement intermittent quand la malade est assise et qui cesse quand elle est debout ou couchée. Il s'accentue en s'étendant à l'autre jambe, 1875; puis au bras gauche, 1876, à la main droite et enfin à la jambe droite, 1877.

Dès cette époque, son affaiblissement s'accentue, surtout du côté gauche. Raideur du cou qu'elle remue difficilement; raideur du tronc qu'elle a peine à fléchir ou à étendre.

Etat actuel. — Incurvation notable du tronc en avant. Raideur du cou; la tête est fixée dans la position antéro-postérieure; les yeux sont largement ouverts et fixes. Pas de troubles visuels. Léger tremblement de la langue qui augmente lorsqu'elle est tirée hors de la bouche. Pas de tremblement de la mâchoire; la parole est nette. L'oreille gauche complètement sourde et la droite très-dure.

Le tremblement est très-menu et, au premier aspect, il semble limité à la main gauche. Le pouce et l'index étendus et opposés sont agités par instants de petits mouvements très-limités de flexion et d'extension; l'avant-bras et le bras participent au tremblement par petites secousses. Lorsque la malade assise n'appuie pas complètement le pied, le talon gauche frappe le parquet d'une façon rhythmique et la pointe du pied oscille de droite à gauche. La main droite, lorsqu'elle est libre, est agitée d'un petit tremblement menu qui se communique à l'avant-bras. Mais aussitôt que le bras s'appuie sur un objet résistant, le tremblement est arrêté complètement. La jambe droite ne tremble que pendant la marche. Le tremblement augmente quand la malade s'occupe, quand on l'observe ou quand elle est émue.

Fanc... peut se tenir debout et marche péniblement avec lenteur, à petits pas. Elle tombe quelquefois spontanément et il suffit de la tirer légèrement par sa robe pour provoquer un mouvement de *recul* irrésistible. Elle fait des petits pas précipités pour se remettre en équilibre, mais n'y réussit pas et tombe fatalement si on ne la retient pas.

Sensation de chaleur habituelle surtout dans les mains; la malade ne se couvre ordinairement qu'avec un drap, même pendant les grands froids. Aux changements de temps elle ressent des *douleurs* aiguës dans les jointures.

Aux deux pieds, le gauche surtout, on observe un œdème peu considérable qui diminue par le repos au lit mais auquel nous ne trouvons aucune cause. Les *poumons* et le *cœur* sont parfaitement nets. Nous n'avons trouvé ni albumine, ni sucre, ni mucus, ni épithéliums dans trois analyses d'urines dont voici le résultat moyen.

Quantité.	750
Réaction.	Acide.
Densité.	1022
Acide phosphorique.	1 gr. 2605

Pendant que nous faisions recueillir les urines, nous avons en même temps fait prendre la température de la malade.

11 décembre.	—	»	Soir : 37°,5
12 —	Matin, T. A : 37°	—	37°,5
13 —	—	37°	— 37°,5
16 —	—	37°	— 37°
17 —	—	37°	— 37°

Nous avons vu Fanc... pour la première fois le 25 octobre 1878; elle était dans l'état que nous venons de décrire.

Aujourd'hui, 31 janvier 1879, rien n'est changé; le seul incident qui se soit produit pendant ces quatre mois a été l'apparition à la fesse droite de plusieurs furoncles qui ont persisté pendant quinze jours environ.

Or, nous venions voir la malade au moins trois fois par semaine, et à chaque visite elle nous répondait invariablement. « Je suis toujours la même chose. »

M. Boucher fait remarquer que jusqu'à présent on a observé chez les femmes seules, la maladie de Parkinson après un traumatisme. Nous l'avons observée une fois chez un homme. (Observation III). Ren... fait une chute sur le côté droit en descendant d'un omnibus ; à la suite de cette chute il ressent pendant quelques jours une douleur à l'épaule droite. Cette douleur disparaît, mais elle reparaît trois ans plus tard au même endroit précédant de huit mois le tremblement des membres.

Voici enfin une observation qu'a bien voulu nous communiquer M. Charcot. Elle est particulièrement intéressante. Un premier traumatisme, opération double de cataracte, provoque le tremblement des membres, on peut à la rigueur faire une large part à l'émotion, mais 4 ans plus tard T... se luxe la mâchoire, et le même jour la mâchoire et la langue se mettent à trembler.

OBSERVATION VI.

Double opération de cataracte ; tremblement du bras gauche, de la jambe gauche, du bras droit ; luxation de la machoire inférieure ; tremblement de la langue et de la machoire inférieure.

Ter..., âgée de 72 ans, novembre 1877. Début : il y a 4 ans, le soir même du jour où on l'opère d'une double cataracte. Cette opération a causé à la malade une violente émotion.

Le tremblement débute par le bras gauche. Il gagne peu de temps après la jambe gauche. Il n'a envahi le bras droit que depuis six mois. La jambe droite ne tremble pas.

Le 2 septembre 1877, la malade en bâillant se luxe la mâchoire. La luxation est réduite sans difficulté. Dès le même jour, tremblement de la langue et de la mâchoire inférieure.

Etat actuel. — Tremblement très-net de la langue et de la mâchoire inférieure (Bouche de lapin). La parole n'est altérée en aucune façon.

Tremblement de la tête communiqué par celui du corps ; on l'arrête facilement en appuyant sur les épaules.

La tête est raide, comme fixée dans la position antéro-postérieure. La malade constate même une certaine difficulté à la mouvoir.

Le tronc est courbé en avant, les bras comme arrondis et fixés sur ses côtés.

Tremblement rhythmique du bras gauche, la main a l'attitude de la plume à écrire. Le pouce se meut sur les autres doigts comme pour faire une boulette. Le bras est raide.

Tremblement beaucoup moins marqué du bras droit. Raideur moindre.

Tremblement de la jambe gauche ; il ne gêne pas la marche, et n'est visible que lorsque la malade est assise ; elle frappe alors d'une façon rhythmique le sol de son talon.

Pas de rétropulsion ni de propulsion.

Quelles sont maintenant les *causes prédisposantes* ? Ce que l'on sait bien, c'est que la maladie de Parkinson se montre presque toujours chez des individus bien portants jusque-là. Rarement on l'a observée chez des malades porteurs d'une diathèse quelconque. Il faut cependant faire une exception en faveur du *rhumatisme*.

M. Bourneville reproduit dans la troisième édition des *leçons sur les maladies du système nerveux* de M. Charcot l'observation d'une dame G... professeur de gymnastique, chez laquelle la maladie de Parkinson a succédé au rhumatisme.

Si on ne peut pas établir entre ces deux maladies des relations de cause à effet, au moins croyons-nous qu'elles ont quelques points de contact et qu'elles choisissent pour se développer des terrains semblables.

Rappelons que la maladie de Parkinson se montre plus souvent après qu'avant 40 ans, bien qu'on ait publié et rapporté des cas où elle a atteint des jeunes gens et même des enfants. Elle appartient plutôt aux décours de la vie, aux *anni-recedentes* selon l'expression de Trousseau.

« Le sexe ne paraît exercer aucune action pathogénique : la paralysie agitante est aussi commune chez l'homme que chez la femme. »

Enfin M. Charcot pense, d'après les renseignements qui lui ont été fournis par M. Brown Séquard, et en les rapprochant d'une statistique de Sanders, comprenant le pays de Galles en s'étendant de 1855 à 1863, que la race Anglo-Saxonne (Angleterre, Amérique du Nord) est préférablement affectée de cette maladie.

CHAPITRE V.

Le symptôme dominant et en quelque sorte pathognomonique de la maladie de Parkinson, c'est l'attitude qui frappe bien plus encore que le tremblement, lorsqu'on observe le malade avec attention. Quand on a bien vu un de ces malheureux à l'aspect pétrifié, à l'air insouciant de tout ce qui se passe autour d'eux, se mouvant péniblement et tout d'une pièce, il devient difficile de se tromper dans le diagnostic.

On se souvient d'un acteur très-connu, aujourd'hui disparu de la scène, et qui était atteint de paralysie agitante. Si elle lui a bientôt rendu inabordables les rôles qui nécessitaient de la souplesse et de la mobilité d'expression, sa maladie lui a du moins valu en quelque sorte un surcroît de succès dans certain rôle de gentilhomme superbe et raide dans ses allures comme dans ses idées.

Il nous a paru intéressant de faire reproduire deux photographies, l'une de face et l'autre de profil qui nous ont été prêtées par M. Landouzy. L'histoire du malade qu'elles représentent a été publiée avec beaucoup de détails dans la thèse de M. Boucher (1). En voici les traits principaux.

OBSERVATION VII.

Émotions morales vives ; tremblement très-léger limité aux mains ;

(1) Boucher. Th. inaug., 1877.

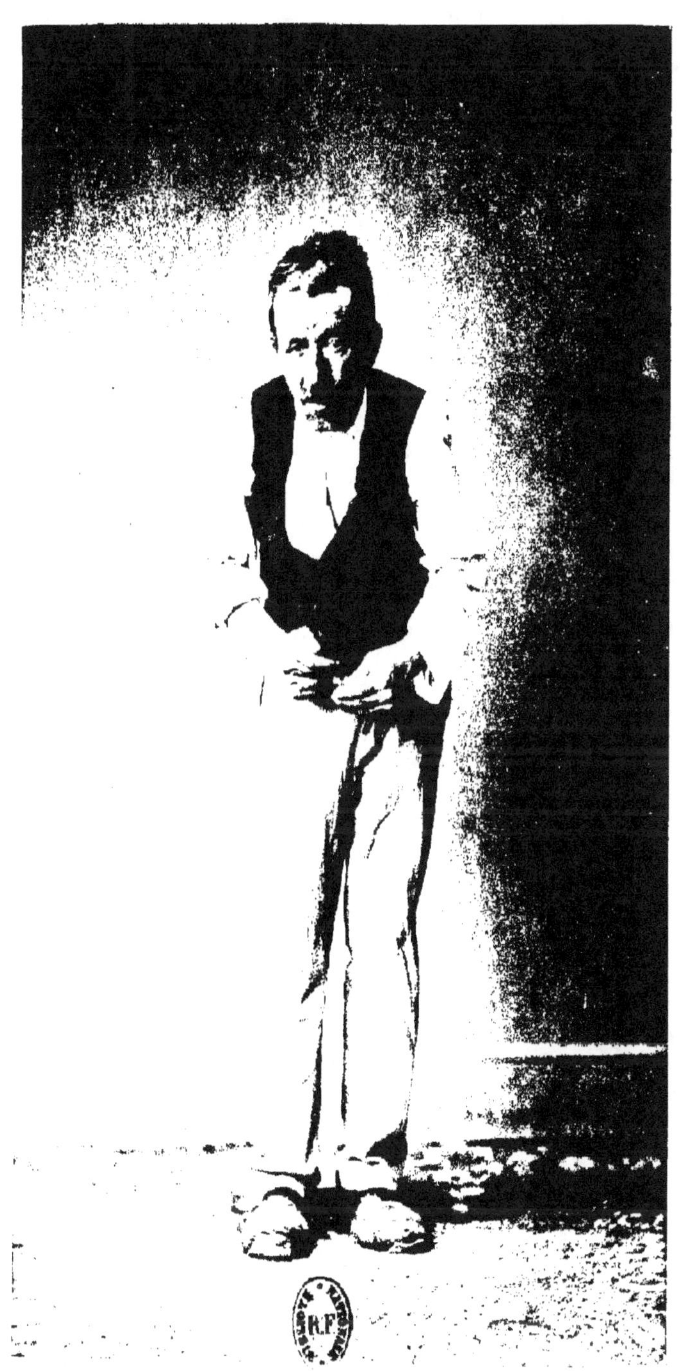

empalement; rigidité musculaire; besoin de déambulation très-accusé; aspect de la physionomie; diminution du tremblement; diminution de la rigidité musculaire; amélioration des forces.

D. . . . (Pierre), 56 ans, maître maçon, né à Aubusson (Creuse) d'une bonne santé habituelle. D. . . . attribue sa maladie à une vive frayeur. Le 20 mai 1871, D. . . . avait été placé contre un mur et des fédérés le mettaient en joue quand, une alerte survenant, les insurgés s'enfuirent le laissant seul plus mort que vif. Dès la fin du même mois, il remarque que ses deux mains tremblent. Ce tremblement devient surtout appréciable dans les mouvements et dans les efforts. Cependant la sensation de faiblesse et de gêne dans les membres, qui va croissant chaque jour oblige D... à renoncer aux travaux de maçonnerie qu'il avait commencés avant la Commune. D.... se souvient que, dès le 5 juin il lui fut impossible de remuer une pièce de vin de 125 litres.

Rapidement le tremblement augmente dans les mains, en même temps raideur dans les reins et les quatre membres qui s'oppose à toute espèce de mouvements étendus.

La douleur des reins qui, au début, était moindre que celle des membres, augmente très-notablement et s'étend au dos et au cou.

En octobre, D.... s'aperçoit qu'il ne peut plus se redresser complètement, que ses membres inférieurs et son corps s'infléchissent, en même temps le jeu des bras devient de plus en plus difficile; bientôt enfin, D. . . . remarque que sa démarche n'est plus celle de tout le monde.

Examen du malade debout, 1876. — Dans la station verticale, l'attitude de D. . . . est tellement singulière qu'elle frappe autant l'attention des malades que celle des élèves.

De Saint-Léger.   4

La tête demi-fléchie, légèrement inclinée vers l'épaule droite, regarde en avant ; le tronc est incurvé en avant, les cuisses sont légèrement fléchies sur le bassin. Les coudes sont collés au corps, les avant-bras, en pronation incomplète, sont à demi fléchis sur les bras, les mains en demi-flexion sont déjetées vers le bord cubital : la situation générale des doigts est telle qu'elle rappelle assez bien la position de la main de l'accoucheur prêt à faire la version.

Cette attitude du malade ne se modifie pas quand il se met à marcher, il se porte tout d'une pièce plutôt qu'il ne se meut : D.... a l'*air soudé* ; qu'il marche, qu'il s'assoie, qu'il soit debout, qu'il se remette à marcher ou qu'il s'arrête, qu'il parle ou qu'il se taise, il conserve toujours la même attitude, la même fixité générale. Son facies est des plus caractéristiques : la peau du visage d'un blanc jaunâtre, les yeux immobiles, la bouche entr'ouverte, les traits fixes, la position immuable de la tête donnent à D.... un air d'étonnement béat tel que les malades justement frappés et de sa démarche *empalée* et de sa figure *placide*, l'ont surnommé le *saint de bois*.

La fixité imposée aux divers segments des membres, pas plus que la lenteur et la difficulté des mouvements, ne dépendent d'un état de faiblesse ou de paralysie des membres ; elles dépendent de raideurs musculaires dont le malade a parfaitement conscience, car il se plaint constamment de sensations douloureuses le long des membres, sensations qu'il compare tantôt à des piqûres, tantôt à des crampes

La difficulté et la raideur des membres existent aussi bien dans les mouvements provoqués que dans les mouvements spontanés ; aussi, ce dont le malade se plaint le plus amèrement, ce n'est pas de la faiblesse, c'est de la dureté, de la raideur de ses membres. « C'est moins

la force que le jeu des membres qu'on doit lui rendre. »
Aussi, ajoute-t-'il avec une sorte de satisfaction mêlée d'in-
crédulité, « il y a des médecins qui m'ont dit *paralysé agitant* (sic), je ne suis pas *paralysé*, je suis fort, aussi fort que
j'étais, mais les jointures sont raides. ».

Les sensations douloureuses que perçoit D.... sous
formes de piqûres et de crampes sont plus accusées dans
le décubitus assis ou dans le lit que dans la station verticale, dans la marche surtout.

D..... se plaint aussi d'avoir toujours trop chaud : la
sensation de chaleur est principalement désagréable au lit,
aussi le malade est-il à peine couvert et cherche-t-il à
rester levé le plus longtemps possible.

Levé, jamais D... ne reste en place, depuis 5 heures du
matin jusqu'à 8 heures du soir, il trotte menu sans cesse
ni trève: du matin au soir, le corps légèrement infléchi,
« le nez au vent, il arpente la salle à pas égaux » ; la marche n'a rien de précipité et peut toujours cesser à la volonté du malade. D..... ne court pas après son centre de
gravité, il marche et marche toujours comme poussé par
une main invisible ; mais il peut régler son pas, l'accélé-
rer ou le ralentir, il peut s'arrêter au commandement : un
obstacle rencontré sur sa route ne le fait pas reculer, il n'y
a pas chez lui de rétropulsion spontanée ou provoquée.

Examen détaillé de la face. — La tête est légèrement penchée sur l'épaule droite. Les plis du front, plus élevés à
gauche, sont très-accentués, surtout au niveau et au-dessous des sourcils, qui sont relevés comme dans l'expression de l'étonnement. Les paupières se meuvent plus lentement que chez les personnes saines ; l'occlusion prolongée
des yeux se fait complétement sans efforts, mais les paupières supérieures sont animées de petits mouvements
convulsifs, les yeux sont peu ouverts. Les globes oculaires

regardent directement en avant; il n'y a pas de nystagmus ni de diplopie, l'acuité de la vision est normale, les pupilles sont égales des deux côtés et resserrées, elles se contractent également. L'œil du côté droit est un peu plus saillant que son congénère; les plis sont plus accentués en dehors de son petit angle qu'au côté externe de l'œil symétrique.

La lèvre inférieure, légèrement saillante en avant, est largement étalée à gauche, la commissure du même côté est fortement abaissée. La gouttière sous-nasale empiétant à droite sur la ligne médiane qu'elle dépasse, il s'ensuit que le milieu de la lèvre inférieure, déjetée elle-même dans le sens opposé, est déplacée à gauche du tubercule saillant de la lèvre supérieure.

La bouche n'est pas fermée, son ouverture a la forme d'un ovoïde dont la grosse extrémité qui est à gauche mesure environ un demi-centimètre; une ligne qui continuerait la direction de la bouche rencontrerait la ligne des yeux au niveau du Tragus droit.

Malgré cette déviation de la bouche à gauche, le sillon jugo-labial est plus profondément creusé à droite. Les deux lèvres sont immobiles. Le malade n'ouvre qu'imparfaitement la bouche, la fatigue l'empêche de la maintenir complètement ouverte plus d'une minute.

La langue est immobile quand elle est dans la cavité buccale; allongée, elle est animée d'un tremblement général, irrégulier d'abord et plus accentué dans le sens antéro-postérieur, puis uniforme. Son aspect est normal. Le nombre des dents est égal en haut, en bas et de chaque côté. Les lacunes formées par la chute de quelques-unes d'entre elles, égales et symétriques, ne doivent pas entrer en ligne de compte pour expliquer l'asymétrie de la face.

Une salive visqueuse s'écoule par intermittence et en faible quantité; elle s'accumule préalablement dans le vestibule de la bouche et surtout dans sa partie droite. Le sillon mento-labial est remplacé à droite par un léger relief. Les joues sont moins dépressibles que dans l'état ordinaire, elles sont inégalement déprimées, la gauche est plus creuse que la droite ; elles accusent dans toute leur étendue, plus qu'à l'état habituel, les plans osseux et musculaires sous-jacents ; en haut et en arrière la sallie de la pommette, en arrière la masse quadrilatère du maxillaire, sont plus apparents que dans la norme.

Les traits de la face sont immobiles, sa partie supérieure et la région frontale expriment l'étonnement ; sa partie inférieure rappelle la physionomie d'une personne qui boude.

L'intelligence semble n'avoir pas varié.

L'embarras de la parole n'a pas augmenté depuis six ans. Quand le malade veut parler, sa lèvre supérieure se relève et reste immobile ; il semble hésiter ; l'articulation des premières syllabes est tremblée ; elles se suivent lentement, elles appartiennent au registre inférieur ; puis le malade hausse le ton, accélère les sons qu'il émet, ainsi que leur succession ; sa voix devient en même temps plus ferme. Enfin son débit et le timbre des sons restent seuls altérés. Il semble parler entre ses dents ; la monotonie de ses phrases a quelque analogie avec une lecture faite par un enfant.

Etat du malade en janvier 1877. — Son état s'est singulièrement amélioré depuis son entrée a l'hôpital ; l'amélioration s'est faite lentement, insensiblement, mais l'état actuel est, sur bien des points, complétement différent de ce qu'il était en décembre 1876.

Nous allons passer successivement en revue les modifications survenues dans le tremblement, la raideur et l'accomplissement des mouvements.

Tremblement. — Ce symptôme est tellement affaibli, que D..... répète à qui veut l'entendre qu'il n'attend plus, pour quitter l'hôpital, que la facilité d'exécuter les mouvements, que la facilité de faire mouvoir ses membres les uns sur les autres.

Quand D..... est assis, les mains sur ses genoux, il faut yregarder de très-près pour voir que les mains sont animées d'un mouvement de trémulation verticale : il y a singulièrement loin de cette trémulation si peu indiquée, qu'il faut la rechercher avec soin, à l'agitation qui faisait décrire aux mains des courbes elliptiques.

Les mains étendues et les doigts écartés, on perçoit dans les phalanges un léger tremblement vertical.

Le buste est animé d'avant en arrière de petites secousses qui, malgré la faiblesse de leur intensité, ne doivent pas être rapportées, à ce qu'il nous semble, au tremblement imperceptible des mains. Nous croyons que le centre de ces mouvements se trouve dans les reins.

Le tremblement de la langue est sensiblement diminué ; la parole est restée lente et scandée. Les autres parties du corps sont immobiles. Les émotions, les efforts, surtout si on prolonge leur durée, augmentent le tremblement des mains qui n'a jamais atteint l'intensité qu'il présentait lors de l'entrée du malade à la Charité.

Raideur des membres ; mouvements. — Les raideurs ont singulièrement diminué ; l'amélioration est telle que les membres jouent maintenant les uns sur les autres ; la rapidité ou l'amplitude des mouvements sont assurément loin de la normale, mais le malade remue la tête, plie les reins, fléchit et étend en partie les membres, toutes choses qui étaient absolument impossibles et qui permettent de dire que D... *se désoude.*

Lors de son entrée, D... était dans un état qui offrait

quelques analogies avec le début d'une rigidité cadavérique; il présentait un durcissement des muscles, une diminution dans leur extensibilité et un léger raccourcissement de chacun d'eux. Aujourd'hui bon nombre de muscles sont bien moins rigides, les divers segments des membres s'étendent plus vite, plus facilement et plus amplement.

C'est surtout aux mains que l'amélioration est appréciable. Autrefois D... éprouvait une difficulté presque insurmontable pour ouvrir la main et étendre les doigts, il était forcé de prendre son temps et de faire effort ; aujourd'hui il accomplit ces mouvements sans hésitation et dans un espace de temps relativement court.

Les segments des membres sont moins fléchis, la flexion est vaincue par une force moindre qu'autrefois ; d'autre part, elle se reproduit moins vite, la raideur des reins diminue. La tête, lors de l'entrée à l'hôpital, était dans une situation absolument fixe ; ce n'était qu'avec une peine et une fatigue extrêmes que D... pouvait lui faire exécuter une faible partie des mouvements normaux; aujourd'hui, l'étendue du mouvement de rotation dépasse certainement 40° de chaque côté; il y a une légère différence d'amplitude en faveur du côté gauche. Nous nous sommes arrêté pour établir la limite extrême de ces mouvements, au moment où leur accomplissement se faisait avec difficulté.

La position habituelle de la tête est toujours une demi-flexion avec inclinaison légère, latérale à droite.

Si le malade recouvre plus d'amplitude et plus de facilité dans ses mouvements, si, pour employer une expression vulgaire qui correspond bien à la réalité des choses. il se *désoude*, le même besoin de déambulation persiste. D... continue, comme par le passé, à circuler dans la salle tard et matin ; certes son attitude générale est encore assez typique pour qu'on puisse, aujourd'hui comme autrefois, diagnostiquer d'emblée une maladie de Parkinson ; pourtant, la nécessité, la fatalité de sa marche est le fait qui pourrait frapper le plus, maintenant qu'il ne se meut plus d'une seule pièce. Ce besoin incessant de marcher est ce qui frappe le plus de prime abord. Le caractère presque fatal de cette promenade continue n'a pas échappé aux malades qui vivent avec D... ; ils lui ont donné le nom d'un personnage légendaire, fameux par sa course sans trève à travers de nombreuses générations. Ce surnom que D... a reçu récemment mérite d'être noté, car il témoigne de la modification générale survenue et dans l'attitude et dans les mouvements. Si D... rappelle encore aujourd'hui par certains côtés un *saint de bois*, il fait songer davantage à une statue articulée dont les membres peuvent être animés de mouvements.

La marche n'est plus la même, l'amplitude des pas a certainement augmenté. D... peut courir et tourne sur ses talons beaucoup mieux qu'il ne le faisait il y a quatre mois ; lorsqu'il le veut enfin il n'arrondit plus les angles.

Quand D... marche, il trotte menu comme autrefois, mais on n'entend plus le frottement que produisait ses pieds en glissant sur le parquet.

D... est entré à Bicêtre, salle Saint-Benjamin en mai 1877, nous sommes allé le voir pour la première fois le 11 janvier 1879 (P. S.).

Pendant ces deux dernières années, D... n'a suivi aucun traitement : à peine prend-il de loin en loin quelques bains sulfureux. Néanmoins il trouve que son état est sensiblement amélioré ; son tremblement n'est plus apparent que dans l'exécution des mouvements. Nous sommes entré dans la salle au moment de son repas. Il mange avec une lenteur remarquable et un air d'indifférence absolue, mais il porte franchement et tout droit son verre à la bouche et boit sans trembler. La langue ne tremble plus, même lorsqu'elle est sortie de la bouche.

Nous avons été frappé d'un mouvement singulier que D... répète de temps à autre, toutes les demi-heures à peu près. Il élève les deux bras simultanément, les porte au-dessus de sa tête comme s'il voulait prendre un élan, puis il les rabat toujours demi-fléchis et les applique près des hanches. Il nous explique que ce mouvement « lui donne de l'aisance, active la circulation. » En été il le fait bien plus souvent encore.

D... a conservé son goût pour la marche. Aussitôt son repas fini, il se met à marcher et, pour bien prouver qu'il a de bonnes jambes, il se met à courir jusqu'à ce que nous l'arrêtions, mais il conserve toujours une certaine raideur qui lui donne un aspect étrange. Il semble que ses bras soient ankylosés et, lorsqu'il court, il ressemble assez à un pantin dont les jambes seules s'agiteraient, le reste du corps restant soudé.

Depuis un an, D... dort bien mieux ; il n'a plus la sensation de chaleur d'autrefois : il est au contraire très-sensible au froid. Il ne souffre plus en aucune façon, sauf quelques douleurs légères qu'il ressent parfois dans les épaules depuis les grands froids.

La salivation existe toujours, mais moins abondante.

M. le Dr Landouzy a conservé deux lignes de son écriture du 23 novembre 1876. Il nous a paru intéressant de les reproduire en les rapprochant de deux lignes écrites le 11 janvier 1879 ; on verra qu'il existe une différence, sinon très-prononcée, au moins sensible en faveur de la dernière :

Après l'attitude, le phénomène le plus important est certainement le tremblement. Mais il a ici des caractères particuliers sur lesquels nous reviendrons plus loin. Suivons d'abord par ordre les différentes phases de la maladie.

DÉBUT. — Il est des cas où la maladie débute par le tremblement qui apparaît tout à coup dans un membre pour envahir ensuite les autres successivement. En voici un exemple très-intéressant.

Observation VIII.

Début brusque par le tremblement du bras droit suivi d'une douleur dans le même bras; douleurs précédant le tremblement dans le membre inférieur droit, dans les membres du côté gauche; évolution de la maladie jusqu'à l'impotence complète; caractères du tremblement; tremblement de la tête et de la mâchoire inférieure; tremblement de la parole; déformation des mains; paralysie; douleurs; analyse des urines; température.

Le nommé Désiré Lar..., âgé de 51 ans, charpentier, est

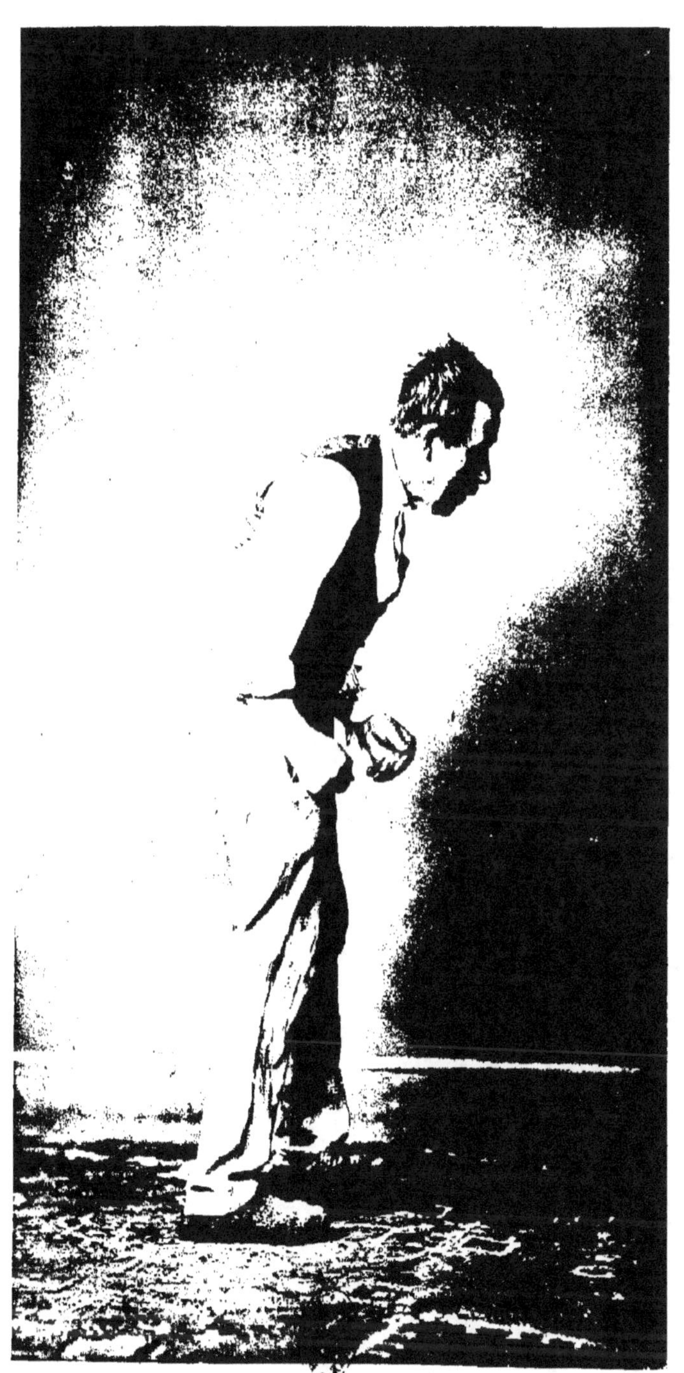

entré à l'hôpital le 7 octobre 1873, salle St-Benjamin, puis salle Ste-Marthe, lit 24, service de M. Desnos.

M. Quenu, alors externe du service, a suivi ce malade jusqu'au 6 novembre 1874 et il a bien voulu nous communiquer ses notes que nous reproduisons textuellement afin de bien montrer la marche suivie par la maladie.

« *Antécédents héréditaires.* — Mère morte à 50 ans (?),
« père, frères et sœurs bien portants.

« *Antécédents personnels.* — Très-bonne santé jusqu'en
« 1872, jamais de convulsions, d'attaques d'épilepsie,
« chorée, etc., négation d'habitudes alcooliques.

« Il y a deux ans, cet homme était en train de travailler
« quand il s'aperçut que sa main droite tremblait; le soir,
« après sa journée, elle tremblait davantage. Les jours
« suivants, il se fatigua plus que d'habitude, il commença à
« trembler par instants, puis il ressentit dans le bras droit
« une douleur qui dura près de trois mois (cet homme a
« cessé son travail très-peu de temps après le début du
« tremblement), la douleur envahit ensuite le membre in-
« férieur droit, elle était assez vive pour le faire boiter en
« marchant et siégeait surtout dans les articulations, les-
« quelles ne présentaient d'ailleurs aucun gonflement. A
« la suite de ces douleurs, le tremblement envahit le
« membre inférieur droit et le malade ne put marcher quel-
« que temps sans être obligé de s'asseoir à plusieurs re-
« prises. La moitié droite de la tête est devenue ensuite le
« siége de douleurs semblables, l'articulation devint diffi-
« cile à cause du tremblement de la langue, il eut aussi
« des tintements d'oreilles et devint sourd, surtout de
« l'oreille droite; il y a trois mois le malade était encore
« dur de l'oreille. A son entrée, on observait à peine quel-
« ques tremblements du côté gauche, et seulement après
« une certaine fatigue. Au moment où le tremblement

« allait prendre une certaine gravité dans cette moitié du
« corps, il a ressenti des douleurs analogues à celles qu'il
« avait éprouvées du côté droit, le malade n'a pas eu de
« troubles du côté de la vessie ni du côté du rectum.

30 septembre. Actuellement il a encore des crampes dans
les membres et des douleurs passagères soit dans les membres soit dans la tête.

Pas d'amaigrissement, l'appétit est conservé.

Le malade étant couché et ses membres reposant sur le
plan du lit, on observe que la main droite et le bras sont
agités de tremblements ainsi que le membre inférieur droit,
la tête tremble aussi mais moins. Le côté gauche au repos
ne tremble pas du tout. Si on fait étendre la main droite,
on voit qu'elle décrit, ainsi que le bras, de petits mouvements surtout prononcés de droite à gauche. La jambe se
déplace peu, mais on voit les muscles de la cuisse soulever
les téguments d'une façon rhythmique. Le tremblement
s'accentue quand le malade est excité, les changements
brusques de température et le froid l'exagèrent ; le membre
supérieur gauche tremble quand il est étendu. La langue
tremble et il en résulte une espèce de petit bégaiement particulier. La pression de la main droite est peu énergique,
celle de la main gauche est un peu plus forte.

Les deux membres inférieurs ont conservé leur force,
néanmoins la jambe droite est plus faible. La sensibilité est
normale dans ses différents modes, le malade prétend être
être plus sensible au froid du côté droit.

La marche est caractéristique, le malade marche en sau-
tillant sur la pointe des pieds et en traînant la jambe droite,
le corps penche en avant. Si on redresse la tête sur le
tronc, le malade est près de tomber et exécute un mouvement de recul pour parer à sa chute,

On n'avait institué aucun traitement jusqu'au 28 septembre. Depuis deux jours il prend par jour 4 dragées au bromure de camphre.

Le malade se plaint en outre avec amertume d'insomnie ; il ne dort en tout que 3 ou 4 heures par nuit et quelquefois moins.

5 *Octobre.* Le malade prétend mieux dormir.

Le 9. Aucune diminution du tremblement. Traitement, dragées bromure de camphre (six).

Le 11. Le malade prétend trembler davantage depuis hier.

Le 14. 8 dragées.

Le 18. L'insomnie est revenue depuis le 12 — au 14 le tremblement n'a pas diminué.

6 *Novembre.* L'insomnie n'a pas diminué les jours suivants, pas plus que le tremblement.

On supprime le bromure de camphre. (Q.)

Nous avons vu nous-même pour la première fois le malade au mois de novembre 1878. (P. S.)

Il est toujours dans le service de **M. Desnos** et il nous apprend que son mal a toujours été s'aggravant peu à peu, et ses forces diminuant jusqu'au jour où il a complétement perdu la faculté de marcher, la veille de Pâques en 1877. Il serait alors *tombé au plus bas.* Pendant six mois il aurait eu une paralysie complète de tous les sphincters, puis il aurait repris des forces petit à petit sans aucun traitement ; mais il aurait en même temps remarqué que ses mains commençaient à se déformer.

Etat actuel. — Lar... est dans son lit qu'il ne peut plus quitter, assis (c'est la position qu'il a presque toujours parce qu'elle lui est plus commode), le haut du corps incliné en avant, la tête raide, le regard hébété, les deux yeux fixes, les pupilles également dilatées, et se contractant également. La vue est bonne ; toutefois il se plaint d'avoir pres—

que tous les soirs, vers quatre ou cinq heures et pendant dix ou quinze minutes, des phosphènes spontanés.

La langue ne peut être tirée qu'incomplètement hors de la bouche, la mâchoire inférieure est agitée depuis trois mois d'un tremblement presque continuel (mouvements de mastication, les dents claquent). Pas de salivation. La bouche reste bien close. La parole est tremblée.

L'oreille droite est presque sourde, la gauche est intacte.

Les muscles du cou ne sont pas contracturés, mais Lar... ne peut faire exécuter à la tête que des mouvements très-limités.

Le tremblement est intermittent et on peut l'observer de la manière suivante : la main droite se met à trembler, les doigts roulent des boulettes de pain, le poignet s'agite en abductions et en adductions successives, puis le tremblement s'arrête et le malade porte le haut du corps en avant, il s'incline presque jusqu'à toucher ses genoux avec la tête, il se relève, s'incline encore et encense ainsi plusieurs fois. Après quoi le membre inférieur droit s'agite latéralement, puis c'est le gauche. Le pied s'agite en flexions et extensions successives sur la jambe. La mâchoire inférieure s'élève et s'abaisse et le tremblement se généralise, puis un temps d'arrêt de quelques minutes et le malade recommence.

Si on observe quelques instants les membres inférieurs au repos, on voit par intervalles le triceps et le couturier surtout, se contracter isolément et soulever la peau, marquant leur trajet comme le ferait une corde tendue.

Quand le malade fixe ses mains sur un appui résistant, le tremblement passe dans le bras. S'il veut se raidir le tremblement augmente. Pour le *faire cesser il faut qu'il se laisse aller et s'abandonne absolument comme s'il était mort.*

Encore n'y parvient-il pas toujours et le plus souvent le tremblement cesse par lui-même.

Lar... a conservé une certaine force de contraction dans les deux mains et la différence n'est pas très-sensible de l'une à l'autre.

Les deux mains ont aujourd'hui une attitude spéciale : les doigts sont fléchis vers la paume de la main. Le pouce en extension exagérée de la première phalange sur la deuxième avec laquelle elle forme un angle presque droit, est opposé à l'index qui lui-même est en extension de la phalangine sur la phalange (elles semblent ankylosées et se continuent sur une même ligne droite, bien qu'on puisse encore leur communiquer des mouvements), et en flexion de la phalangette sur la phalangine. Les autres doigts sont fléchis dans toutes leurs articulations et échelonnés sur des plans qui se rapprochent graduellement de la paume de la main jusqu'à l'auriculaire qui arrive complétement au contact. La main s'ouvre encore un peu, juste assez pour nous permettre de passer trois doigts qu'elle va serrer faiblement.

La déformation est à peu près la même pour les deux mains, seul, le pouce droit a ses phalanges plus fortement luxées que celles du pouce gauche.

Lar... ne peut ni marcher, ni se retourner lui-même dans son lit ; fort heureusement, il n'a pas la sensation de chaleur intense et le besoin incessant de changer de place. Il arrive péniblement à croiser ses jambes et c'est tout ; on est obligé de le faire manger comme un enfant.

Les douleurs sont intermittentes et erratiques ; elles passent du bras à la jambe, de la jambe à la tête, etc., mais elles commencent toujours par le côté droit et durent de 15 à 20 minutes à chaque place. Elles sont très-vives : c'est comme si *on lui enfonçait des stylets*, surtout au gros orteil du pied droit. Quelquefois des crampes dans les jambes ou dans les bras.

Ces douleurs ne sont pas constantes, elles se montrent surtout aux changements de temps. Lar... avait autrefois des migraines qui duraient trois ou quatre jours et revenaient souvent, mais depuis plusieurs mois elles n'ont pas reparu.

L'appétit est assez bon, les digestions faciles.

Rien aux poumons.

Rien au cœur.

Analyse des urines. — Quantités moyennes de quatre analyses.

> Volume . . . . 1080.
> Réaction. . . . . fortement alcaline.
> Densité . . . . 1026.
> Acide phosphorique. . . . 2 gr. 52.

Lar... mangeait la quantité de nourriture qu'on désigne dans les hôpitaux par le terme de nourriture au troisième degré; et sa température rectale que nous avons fait prendre soigneusement a été constamment de 37° le matin, et le soir 37°,4 ou 37°,3.

Remarquons cette particularité que le tremblement, après avoir débuté brusquement sans cause appréciable et sans avertissement d'aucune sorte par la main droite, est bientôt suivi de douleurs dans la même main, puis dans tout le membre; et plus tard il sera *précédé* par cette douleur dans les autres membres.

Lar... offre d'ailleurs un type classique et à peu près complet de la maladie de Parkinson, dans son début, dans sa marche et dans ses symptômes. La déformation de ses mains est très-caractéristique; elle résulte évidemment du mouvement uniforme et continuel exécuté pendant plusieurs années. Les doigts sont en quelque sorte soudés dans la position de la plume à écrire ; les pouces ont ployé sous l'effort continu d'opposition aux index. Les index se sont raidis. opposant leur dernière phalange fléchie au pouce et restent dans cette position ; les trois derniers doigts restent fléchis et le poignet est en extension sur l'avant-bras. Les muscles se sont ainsi fatigués et affaiblis graduellement ; en même temps le tremblement a perdu de son intensité.

Nous avons aussi recueilli l'observation d'une malade de la Salpêtrière chez laquelle le tremblement a succédé directement à la cause appréciable. Cette femme, d'ailleurs névropathe, a une scène violente et dramatique avec son gendre. Elle a trois crises de nerfs en une heure, et, au sortir de la dernière, elle voit son pouce droit trembler.

OBSERVATION IX.

Blessure du nerf musculo-cutané ; émotions vives ; tremblement des membres et de la mâchoire inférieure ; analyse des urines ; traitement par l'électricité statique.

Gr..., 59 ans, sans profession, admise en 1873 à la Salpêtrière, service de M. Charcot. Un *grand-père* maternel *hémiplégique* à la suite d'une perte d'argent. Père mort à la suite d'une opération de la taille. Mère morte à l'âge de 51 ans d'une hypertrophie du cœur. Un seul *frère* mort par accident.

D'un tempérament nerveux, sujette aux névralgies et à des crises de nerfs consistant en un tremblement de tout le corps marqué surtout à droite, elle a eu sa vie remplie d'aventures pénibles. « Après une enfance délicate et malheureuse, elle est mariée à l'âge de 23 ans et, en sept ans,

De Saint-Léger.   5

elle donne le jour à sept enfants. Une fille seule survit. Elle perd son premier mari après huit ans de mariage. A quelques temps de là, un individu tente de la violer; elle n'est pas blessée; mais, à la suite de cette scène, elle perd complétement connaissance. On la transporte à la Pitié et on la saigne au bras droit; l'opérateur maladroit lèse des filets nerveux; depuis lors elle aurait toujours souffert dans l'épaule et le bras droits. A l'âge de 39 ans, elle se remarie à un viveur qui l'abandonne pour aller courir et la bat quand il rentre. Son second mari meurt en 1870 et la laisse dans la misère.

Elle marie sa fille en 1871 à un ivrogne qui maltraite elle et sa fille.

Début. — En mars 1872, une scène particulièrement pénible. Son gendre veut la battre, sa fille enceinte s'interpose; pendant qu'elle saisit une bouteille pour se défendre, le gendre sort. Immédiatement après son départ, *crises nerveuses.* Assise dans un fauteuil, Gr... pousse des cris violents, incohérents et tremble de tout son corps; elle ne perd pas connaissance. Les crises se reproduisent trois fois en une heure, durant chaque fois de quelques minutes à un quart d'heure. La troisième crise terminée, la malade s'aperçoit qu'elle continue à trembler du pouce droit.

Pendant deux ans, le *tremblement* est limité à la *main droite.* Le membre supérieur droit est raide, comme engourdi jusqu'au niveau du coude. Au bout de sept à huit mois, la malade ne peut plus coudre, son écriture devient peu à peu microscopique. Le tremblement était presque nul au repos et dans la position assise; au bout de deux ans tout le bras droit tremble. La jambe droite est engourdie et raide. Léger tremblement qui n'a pas fait de progrès depuis.

Pas de raideur dans les membres du côté gauche. Depuis quelques mois, très-léger tremblement surtout du pouce et de l'index.

Vers 1875, elle commence à sentir de la raideur dans le cou. Elle n'a pas remarqué la fixité de ses yeux et attribue les progrès du tremblement au métier plus pénible qu'elle est obligée de faire : elle fabrique des porte-bijoux en cuivre.

Etat actuel; novembre 1878. — Tronc très-légèrement courbé en avant, bras dans la demi-flexion un peu arrondis et rapprochés du tronc. Tête immobile et rentrée dans les épaules, les yeux fixes, la physionomie immobile offre une expression de tristesse morne. Les lèvres tremblent parfois ainsi que la mâchoire inférieure rappelant un peu les mouvements de mastication du lapin. (M. Vigouroux arrête ce tremblement avec le vent électrique.) Mais lorsque la bouche est close, on ne voit aucun tremblement. La langue tirée hors de la bouche reste parfaitement immobile; la parole est nette et facile, l'intelligence et la mémoire intactes.

Le tremblement des mains est menu ; à gauche, le pouce vient frapper incessamment l'index immobile au-dessus des autres doigts également immobiles. A droite, tous les doigts exécutent nettement le mouvement de la plume à écrire. Les jambes sont agitées latéralement, et parfois la pointe des pieds va battre le sol.

La malade se tient debout et marche assez bien, un peu courbée en avant, mais sans propulsion, ni rétropulsion soit spontanée, soit provoquée.

Au lit, le tremblement s'arrête complétement même lorsque Gr... ne dort pas, dès qu'elle a pris une bonne position, les membres reposant dans toute leur étendue. Le sommeil n'est pas très-régulier, mais il est calme et profond. Elle dort cinq ou **six** heures par nuit en deux ou trois sommes.

Pas de sensation de chaleur intérieure, toutefois *les genoux ont besoin d'être plus couverts que le haut du corps*. Mais la moindre fatigue provoque une transpiration abondante. La peau est chaude et moite sans fièvre.

Quelques douleurs rhumatoïdes dans le bras droit de temps en temps.

Les forces sont restées intactes et la malade proteste aussi contre l'appellation de *paralytique*.

Cœur et poumons normaux.

Appétit conservé, mais constipation habituelle.

Analyse des urines

Quantité.	650 gr. par jour
Réaction.	acide.
Densité.	1027
Acide phosphorique.	1 gr. 9175

Contractilité faradique des muscles

	Main droite.	Main gauche.
Long abducteur du pouce.	9	11
Exten. propre de l'index.	9	11
Long extenseur du pouce.	ne répond pas	9 1/2
Court. extenseur du pouce.	7 1/2	10 1/2
Eminence thénar.	10 1/2	10 1/2
Interosseux.	9 1/2	10 1/2

Remarquons que dans la main droite *qui tremble plus fort*, la différence entre les fléchisseurs et les extenseurs est plus marquée que dans la main gauche.

1ᵉʳ *février* 1879. — La malade se plaint depuis quelques

jours, de ressentir des élancements dans le ventre vers le pli de l'aine et des douleurs depuis la hanche jusqu'au genou. M. Vigouroux applique sur elle l'électricité statique.

Le 10, la malade va mieux. L'électricité la soulage, mais depuis quelques jours elle a parfois de la tendance à tomber en avant. Cependant pas de propulsion ni de rétropulsion provoquées.

Ces deux observations (VII et VIII) pourraient rentrer dans la catégorie de ce que M. Charcot appelle les *débuts brusques*.

Nous avons déjà cité plusieurs cas où la maladie avait débuté pas des douleurs de diverses natures. Tantôt des douleurs bizarres survenant on ne sait pourquoi en un point indifférent pour disparaître après en quelques instants en laissant la place aux autres phénomènes qu'elles ont annoncés comme les trois coups au théâtre annoncent la pièce (Observation II), ou bien pour persister (Observation I). Ces douleurs ne se rencontrent pas souvent, mais il n'est pas rare d'observer au début de la maladie, avant tout autre phénomène, des douleurs « rhumatoïdes ou névralgiques siégeant dans le membre ou la région du membre qui bientôt seront pris, mais secondairement par le tremblement. » Le plus souvent, ces douleurs persistent jusqu'à l'apparition du tremblement et même après. Mais il est des cas où la douleur cesse, tout rentre dans le calme et ce calme dure quelquefois plusieurs mois pour être de nouveau rompu par l'apparition subite du tremblement (Observation III).

Au lieu de douleurs vraies les malades ressentent quelquefois des fourmillements, des engourdissements (Observation XIV) ou bien encore un affaiblissement progressif (Observation II-VIII) des membres qui vont trembler.

Enfin c'est quelques fois un affaiblissement général qui ouvre la scène (Observation X), et alors la maladie aura une marche spéciale, l'affaiblissement ira croissant et imprimera à tous les phénomènes un cachet de sénilité. Ce n'est pas le tremblement sénile, car les symptômes de la paralysie agitante existent nettement établis et de plus le tremblement ne ressemble pas au tremblement sénile. Nous donnerons à cette forme le nom de *forme sénile*.

En voici un bel exemple. La malade est en ce moment à la Salpétrière, quartier des incurables, salle Ste-Amélie.

Observation X.

Habitation humide; misère; affaiblissement progressif; début du tremblement dans les deux bras en même temps; tremblement de la tête; transpirations fréquentes; fièvre; affaiblissement de l'intelligence et de la mémoire.

Dub... 70 ans, matelassière. Sa mère a été paralysée.

Antécédents. — Bonne santé habituelle, une chute suivie d'accidents assez graves en 1848. Vie solitaire et misérable; a habité pendant douze ans avant d'être à l'hôpital un rez-de-chaussée *très-humide*. Pendant le siége et pendant la commune, elle a eu de grandes frayeurs, et depuis cette époque elle a senti ses forces diminuer graduellement; « *quand elle sortait, les bancs des boulevards n'étaient jamais assez rapprochés à son gré pour lui permettre de se reposer* », et déjà elle a remarqué que le haut de son corps avait de la tendance à tomber en avant.

En 1875, les deux mains commencent à trembler en

même temps. Peu de temps après les **membres inférieurs**
sont pris à leur tour, mais ils ne tremblent que par inter-
mittences. Bains sulfureux. Bromure de potassium, quin-
quina et fortifiants.

Etat actuel. — La malade assise présente cette particularité singulière que le haut du corps tend constamment à
tomber en avant. On le voit se pencher graduellement et
lentement jusqu'à faire avec les jambes un angle de 40°.
environ. Alors Dub... sentant qu'elle va tomber se relève
par un mouvement plus rapide, mais elle recommence aussitôt. Cette série d'oscillations rappelle assez bien celles
exécutées par une personne qui s'endort sur un tabouret.
La tête est raide et inclinée sur la poitrine ; elle subit de
légères oscillations de droite à gauche, mais ces mouvements suivent d'une façon manifeste ceux des bras. Les
yeux sont ouverts et fixes sans aucune expression, la physionomie endormie et abrutie.

Le tremblement des deux membres supérieurs est continu, rhythmique. Le pouce de la main gauche exécute
sur l'index une série de mouvements semblables à l'action
de rouler une cigarette. Le pouce droit s'appuie contre
la pulpe de l'index et exécute des mouvements de flexion et
d'extension précipités comme pour écrire rapidement.
Pour manger, Dub... est obligée de recourir à une infir-
mière, si elle veut porter elle-même un verre à sa bouche,
elle y parvient, mais alors sa mâchoire et tous ses membres sont pris d'un tremblement tel qu'il lui est impossible de boire.

Les jambes ne tremblent pas habituellement, toutefois
quand la malade cesse un instant d'être assise d'aplomb, les
jambes s'agitent et la pointe des pieds vient frapper le sol.
Dub... se replace et tout cesse.

Dub.,. peut se tenir debout sans appui, mais le haut du

corps est fortement incliné en avant et pour marcher elle
se sert ordinairement d'un bâton. La marche est lente t
pénible. Mais sans propulsion ni rétropulsion soit spontanée soit provoquée.

Par de sensation babituelle de chaleur, mais le moindre
mouvement provoque la transpiration.

Pendant huit jours consécutifs le pouls a varié de 80 à
90 et la température moyenne a été de 37°,2.

Le tremblement cesse pendant le sommeil qui est assez
bon, mais il augmente à la moindre émotion ou au moindre
efforts.

Les forces ont considérablement diminué dans les deux
bras. La malade peut à peine faire sentir la pression des
deux mains.

La mémoire et l'intelligence sont très-notablement obs-
curcies et nous avons été obligé d'interroger Dub... plusieurs jours de suite pour pouvoir établir l'enchaînement
logique de ce qu'elle nous racontait.

D'ailleurs l'appétit est bien conservé, les digestions faciles. A peine un peu de constipation, rien aux poumons,
rien au cœur.

Mars 1879. — L'état de Dub... ne s'est pas sensiblement
modifié depuis le mois de novembre. Elle s'est refusée d'ailleurs à suivre tout traitement.

Contractilité faradique des muscles.

	Main droite.	Main gauche.
Long abducteur du pouce...	8 1/2	10
Extenseur propre de l'index..	8 1/2	10
Court extenseur du pouce...	8 1/2	9 1/2
Long extenseur du pouce....	8 1/2	8 1/2
Éminence thénar.........	10 1/2	10 1/2
Interosseux...........	9 1/2	9

Tels sont les différents modes de début observés jusqu'à ce jour. Nous nous refusons à considérer comme dépendant de la maladie l'amaurose qui a précédé le tremblement chez Ch... (Obser. IV) et les faits analogues.

Nous avons cherché à savoir s'il n'y avait pas au début de la maladie de Parkinson quelques troubles des fonctions génératrices de l'ordre de ceux qu'on voit précéder certaines autres affections spinales ; les hommes n'ont pas eu leur attention attirée de ce côté, et chez les femmes les règles ont suivi leur cours.

Symptomes. — Nous avons insisté au commencement de ce chapitre sur l'importance de l'*aspect* des malades. C'est en effet le symptôme capital. Le front est ridé, les yeux ouverts et fixes, les paupières ne s'abaissent qu'à de rares intervalles, la bouche est entrouverte ; les traits immobiles et la physionomie sans expression donnent au malade l'air hébété et morne. Fréquemment dans les cas un peu anciens, une salive visqueuse ou filante s'écoule involontairement de la bouche. (Obser. VII, VIII, XIII). La déglutition est ordinairement facile. L'idéation s'accomplit lentement, la parole est lente, sourde et pénible. La tête se meut difficilement ; toutes les articulations semblent soudées, les mouvements sont lents et tout d'une pièce. Le malade se tient ordinairement debout le corps penché en avant, le dos voûté, les cuisses légèrement fléchies sur le bassin, les jambes également fléchies sur les cuisses. Les avant-bras demi-fléchis ou tombants légèrement écartés du tronc.

Le *tremblement* a des caractères particulier : souvent intermittent, parfois continu et avec des paroxysmes, il cesse toujours pendant le sommeil. Les mouvements, les émotions augmentent son intensité ; au contraire un appui résistant, certaines positions données au membre, le relâchement des muscles, l'arrêtent souvent. Il est *toujours complexe*, bien différent en cela du tremblement sénile qui s'exécute en deux mouvements toujours les mêmes, toujours isochrones. Ici c'est plutôt un ensemble de mouvements concourant à un acte : celui-ci roule des boulettes de pain, celui-là exécute le mouvement de la plume à écrire, ou bien encore l'action est plus complexe et tout le corps y participe. Ch... (Obser. IV) file de la laine, Dub... (Obs. X Lar... (Obser. VIII) encensent. M. Gubler cite un cas très-curieux qu'il a observé, vo ci comment s'exprime le savant professeur. « En 1845, à la Salpétrière, une femme atteinte de ce qu'il conviendrait d'appeler une paralysie gesticulatoire était constamment agitée d'une série de mouvements coordonnés suivant un type invariable, son pied s'élevait et s'abaissait comme pour faire mouvoir une pédale, tandis que ses mains agissaient dans le but apparent de rassembler les brins de chanvre ou de les réunir en un fil cylindrique. »

Le tremblement débute ordinairement par un membre, le plus souvent le supérieur, pour gagner ensuite le membre inférieur du même côté puis les membres du côté opposé. Il reste d'habitude assez longtemps localisé au premier membre envahi, rarement il envahit deux membres à la fois. (Obser. X). La tête est ordinairement respectée et quand elle tremble, c'est toujours par un mouvement communiqué ainsi que l'a démontré M. Charcot. Elle ne tremble jamais par elle-même. La lèvre et la mâchoire inférieure tremblent quelquefois. Alors elles exécutent des mouvements d'élévation et d'abaissement successifs, tantôt rappelant la bouche de lapin (Obs. VI et IX), tantôt plus lents (Obs. VIII). Mais ce n'est pas la règle. Il est beaucoup moins rare de les voir trembler quand le malade boit ou lorsqu'il ouvre la bouche

assez largement. La langue tremble souvent, surtout lorsqu'elle est sortie de la bouche, toutefois la parole n'est ordinairement pas tremblée.

Il n'y a jamais de nystagmus. M. Debove a très-bien décrit sous le nom de latéropulsion oculaire un phénomène
qu'il a observé chez une malade du service de M. Charcot.
Ce cas parait être le seul connu jusqu'à ce jour.

Nous reproduisons la description de M. Debove : (1)

« Il s'agit d'une femme de 67 ans, présentant les
symptômes classiques de la paralysie agitante : tremblement des mains, immobilité des traits, lenteur des mouvements, etc., la propulsion et la rétropulsion sont, chez
elle, bien marquées, à plusieurs reprises, elle m'a entretenu
des difficultés qu'elle éprouvait à lire, même les livres
en gros caractères. Je l'ai engagée à lire à haute voix devant
moi, elle scandait les phrases d'une façon bizarre ; arrivée
à la fin d'une ligne, elle mettait un certain temps à com-
mencer la ligne suivante, il semblait que ses yeux éprou-
vassent une certaine difficulté à changer de direction. Ce
fait me parait tout à fait comparable à ceux observés dans
la démarche de ces malades ; lorsqu'ils veulent changer de
direction, ils ont une certaine hésitation, éprouvent le
besoin de s'appuyer sur les objets environnants ; il en serait
de même du mouvement des yeux dans la lecture lorsque
arrivé à la fin d'une ligne, l'œil se reporte sur le commencement de la ligne suivante, il survient une certaine gêne qui,
se répétant à chaque instant, rend la lecture extrêmement
fatigante.

Cette fatigue est encore plus marquée si le livre est im-
primé sur plusieurs colonnes. Arrivés à la fin d'une ligne,

____

(1) Debove. Note sur un cas de latéro-pulsion oculaire dans la paralysie
agitante. Progrès médical du 16 février 1878.

les yeux de ma malade se portaient involontairement sur la ligne correspondante de la colonne suivante ; au commencement de la ligne, ses yeux se portaient involontairement sur la ligne précédente. Ces troubles du mouvement des yeux sont encore comparables à ceux de la locomotion. Arrivé à la fin d'une ligne, l'œil ne peut s'arrêter et en suit la direction, phénomène analogue à la propulsion ; au commencement d'une ligne l'œil dépassant le but se reporte à la colonne précédente, c'est un phénomène analogue à la rétropulsion. Bien avant notre examen, cette malade avait spontanément remarqué que la lecture d'un livre était pour elle plus facile que celle des journaux, et que, pour les lire il était nécessaire qu'ils fussent pliés de telle façon, qu'une seule colonne se trouvât sous ses yeux. Les mouvements que j'ai comparés à ceux de rétropulsion étaient pour elle beaucoup plus gênants que ceux que j'ai comparés à la propulsion, la différence est facile à comprendre : l'œil qui lit parcourt la ligne avec une certaine lenteur, l'œil qui a fini une ligne se porte à la ligne suivante avec une vitesse beaucoup plus considérable ; or nous savons que, dans la locomotion, les mouvements involontaires de propulsion et de rétropulsion sont d'autant plus accentués qu'on fait marcher plus vite le malade. »

Ce phénomène, ainsi que le fait observer M. Debove, est analogue à la propulsion et à la rétropulsion, et on pourrait lui appliquer la théorie de M. Pierret (Voir chapitre III. — Physiologie pathologique).

Quelle que soit la valeur de l'explication que M. Pierret en donne les phénomènes de propulsion et de rétropulsion, existent assez fréquemment et, à une période encore peu avancée de la maladie, on les rencontre quelquefois simultanément chez le même individu. Ils surviennent ordinairement pendant la marche et prennent parfois des formes bizarres; *M. Onimus* nous a cité un malade de sa clientèle qui parfois se levait seul de son fauteuil, marchait sans appui lentement et péniblement, *s'il voulait courir il n'y parvenait pas.* L'instant d'après il ne pouvait plus se lever de sa chaise sans aide, mais aussitôt levé *il se mettait à courir comme un Kanguroo* jusqu'à ce qu'il fût arrêté par un obstacle résistant ou bien jusqu'à tomber. La rétropulsion survient surtout lorsque le malade marche sur un plan incliné en se dirigeant vers le sommet.

Signalons une de nos malades, Dug... (Observ. XIII) *qui tombe du côté gauche.* M. Charcot provoque la propulsion et la rétropulsion en déplaçant l'équilibre du malade en avant ou en arrière, soit en le tirant par son vêtement au repos ou pendant la marche. *Dug. tombe de même quand on la pousse du côté gauche.*

Ces phénomènes, pour être assez fréquents n'ont pas cependant l'importance qu'on leur attribuait autrefois; ils manquent souvent et pendant tout le cours de la maladie, dans des cas bien avérés de paralysie agitante.

M. Bourneville, dans *son appendice* à la 3ᵉ édition des leçons sur *les maladies du système nerveux* de M. Charcot, insiste sur les caractères spéciaux que le tremblement impose à l'écriture. Il recommande d'examiner l'écriture des malades à la loupe et de s'en servir comme moyen de diagnostic. Au début de l'affection, les caractères sont quelquefois simplement rapetissés. D'autres fois l'écriture au premier abord semble normale, mais si on l'examine à la loupe on y distingue des parties plus accusées, plus larges que d'autres. M. Charcot a bien voulu nous prêter pour les faire reproduire, les écritures de deux malades de sa clientèle avec des observations sommaires sur les malades.

Observation XI.

M. P.... 62 ans, aucune cause appréciable, si ce n'est ennuis d'affaires.

La main gauche offre la déformation en plume à écrire. Elle tremble à peine, attitude *soudée* et rigidité générale de ce côté.

La main droite ne tremble pas du tout, et cependant l'écriture ci-dessous écrite de cette main est remarquablement rapetissée.

J'ai changé mon écriture depuis quelques mois au point qu'il m'est devenu très pénible d'écrire mes lettres —

1877. 18 9bre.

Observation XII.

Maladie de Parkinson sans tremblement.

E. C....., demeurant à Bône (Algérie), 43 ans. Père mort de ramollissement; la mère avait une maladie analogue. C.... lui-même avait eu de grands chagrins, des pertes d'argent et des vexations.

Depuis un an, empâlement caractéristique. Déformation des mains en plume à écrire. Raideur du cou, et à peine par moments, une sorte de tremblement de la main droite, revenant par accès quand le malade y pense le moins. Ce tremblement dure quelques minutes et le malade ne lui attribue aucune importance. Un peu de saliva-

tion. Les yeux sont hagards, le corps est penché en avant
et il y a une propulsion très-marquée. C.... ne peut marcher lentement et quand il progresse, c'est en sautant
comme un kanguroo. Cependant pas de rétropulsion quand
on le tire par le pan de son habit.

*Demeurant à Bône
(Algérie)*

Cette écriture est remarquable par la régularité du tremblement. Ordinairement les jambages des lettres sont très-
irréguliers et très-sinueux et ces irrégularités n'ont qu'une
amplitude très-limitée. On pourra aisément s'en convaincre d'après les spécimens que nous avons fait reproduire
(Observ. I et VII).

Nous avons insisté sur la déformation des mains de
Lar... (observ. VIII). D'après M. Charcot, les déformations
des mains et des pieds que l'on observe à une période un
peu avancée de la maladie dépendraient de la rigidité permanente de certains muscles. Nous signalerons spécialement la position des mains des deux malades que nous
avons fait reproduire (photographies et eaux-fortes). Il est
bien évident que ces déformations résultent de la position
permanente imposée aux mains, et on parvient assez facilement à les distinguer de certains types de déformation
observés dans le rhumatisme chronique progressif et avec
lesquels elles ont cependant beaucoup de ressemblances.

« Au membre inférieur, la rigidité est quelquefois assez
prononcée pour donner l'idée d'une véritable paralysie
avec contracture. » Chez deux malades de M. Charcot (1),

(1) Charcot. Loc. cit., p. 171.

« ces membres sont rigides et dans la demi-flexion, on ne
« les étend qu'avec une certaine difficulté. Les genoux
« sont rapprochés l'un de l'autre par un mouvement d'ad-
« duction ; les pieds sont raides, étendus et dirigés en de-
« dans simulant la malformation désignée sous le nom de
« pied bot varus équin ; les orteils sont relevés et recour-
« bés de façon à figurer une griffe, à cause de l'extension
« des phalanges et de la flexion concomitante des phalan-
« gines. Pourtant ces femmes ont encore la faculté de
« mouvoir volontairement leurs membres inférieurs avec
« peine et lenteur, il est vrai, elles sont même capables de
« marcher, tant bien que mal, sans aide ni appui. »

Nous avons reproduit ici la description de M. Charcot,
mais il ne nous a pas été donné d'observer de semblables
malformations.

Le sommeil est ordinairement agité, de courte durée et
souvent interrompu soit par les douleurs, soit par une
cause extérieure quelconque, soit spontanément.

On n'observe ordinairement pas de troubles sensoriels.
Signalons toutefois : la surdité survenue chez Lar.
(obs. VIII); les troubles visuels que nous avons décrits
chez B. (obs. I) et chez Lar. (obs. VIII) ; enfin la paralysie
du nerf moteur oculaire commun (obs. III) et l'amaurose
(obs. IV).

Les douleurs sont de différentes sortes ; mais *elles ont
toutes ce caractère spécial, qu'elles surviennent spontanément et sans que la pression ou tout autre agent extérieur les
modifie en aucune façon.* Nous avons déjà insisté sur les
douleurs qui peuvent exister au début. On trouve décrits
par tous les auteurs les crampes, les fourmillements, les
engourdissements, le besoin incessant de changer de place,
la sensation de chaleur *sans élévation de la température.*
Nous nous bornerons à faire remarquer ici que la sensation de chaleur est limitée à la partie supérieure du corps

et que les membres restent froids, témoin C... (Obser. IV) *dont la poitrine est fumante, tandis que ses genoux sont glacés.*

Mais ces diverses sensations n'ont, le plus souvent, qu'une importance secondaire et semblent dépendre de l'état spécial des muscles; rigidité (Charcot), spasmes (Onimus). Il n'en est pas de même chez une malade qui est en ce moment couchée au n° 14, salle St-Charles, à la Pitié, service de M. Lasègne. Chez elle, au contraire, les douleurs ont toujours dominé les autres symptômes et la maladie a eu une marche telle que nous lui donnerions volontiers le nom de *paralysie agitante aiguë.*

OBSERVATION XIII.

Emotions vives, affaiblissement et amaigrissement précédant les autres symptômes; début lent et progressif à la fin d'une métrite; apparition simultanée du tremblement et des douleurs (tremblement très-peu étendu et prédominence des douleurs; œdème des membres et des paupières phénomènes aigus; marche rapide de la maladie; analyse des urines.

Louise Dug...., couturière, 47 ans, est entrée le 21 octobre 1878 à l'hôpital de la Pitié, salle St-Charles, n° 14 (service de M. Lasègue). Son père est mort des suites d'une hernie étranglée à 85 ans, il était, parait-il, très-nerveux. Sa mère est morte d'une tumeur dans le ventre.

Elle a un *frère* vivant et bien portant, mais très-nerveux et hypochondriaque.

Antécédents. – Tempérament nerveux, facilement excitable, colère. Les moindres causes, la chaleur, des odeurs trop pénétrantes, provoquaient chez elle des défaillances. Elle ne tombait pas, ne se mordait pas la langue, n'avait pas la boule hystérique, mais devenait très-pâle, était obligée de s'asseoir et ses membres exécutaient quelques mouvements saccadés. A quatre ans elle a eu la scarlatine ; à neuf ans une pneumonie ; à seize ans elle fit une chute sur la tête du haut d'un mât ; elle fixe à cette époque l'apparition de pertes blanches qui auraient persisté seulement pendant deux ou trois mois avec douleurs épigastriques, inappétence et autres signes de chlorose.

Mariée à 25 ans, elle met au jour, sans accident, un enfant bien constitué qui vit encore. A 29 ans fausse couche de six mois et demi, dont elle se remet en un mois de traitement.

En 1871, elle a été soumise à une série d'*émotions* qui auraient eu, dit-elle, une grande influence sur l'apparition de sa maladie. On est venu plusieurs fois chez elle pour arrêter son mari compromis dans l'insurrection de la Commune : plus tard elle a assisté à son jugement et l'a vu condamner à la déportation. Son imagination a été terriblement frappée et elle est restée quelque temps affolée, craignant de voir fusiller tout le monde chez elle. Quelques jours après le jugement de son mari, elle a eu une attaque de nerfs plus violente que les autres, terminée par un vomissement suivi de syncope et qui ne s'est plus reproduite depuis.

Ici une période de trois années sans accidents mais pendant laquelle elle maigrit et s'affaiblit visiblement.

La malade a habité des logements humides pendant son enfance, depuis longtemps elle habitait des appartements plus sains, mais elle n'a jamais été heureuse et a eu à supporter des privations surtout depuis qu'elle a perdu son mari : elle a des hémorrhoïdes et des varices aux mollets. Elle aurait eu aussi quelques douleurs rhumatismales.

Début.—Au mois de mars 1875, sans qu'elle puisse savoir pourquoi elle recommence à perdre des caillots de sang. Traitement par injections au perchlorure de fer, racine de ratanhia, ergot de seigle à l'intérieur. Au bout de six mois elle est guérie complétement. C'est à cette époque, quelques jours avant sa complète guérison qu'elle a commencé a trembler (septembre 1875).

Le tremblement a débuté par le *bras gauche*, a gagné rapidement la *jambe gauche* puis le *bras droit* et la *jambe droite*. Il est d'abord à peine sensible, et apparent seulement lorsqu'elle veut faire de grands mouvements particulièrement quand elle porte un verre à sa bouche, mais elle peut encore coudre et travailler. Ce qui la *gêne le plus* ce sont les *douleurs* qu'elle ressent *dès le début*, intenses et variées dans leurs siéges et dans leurs caractères. Tantôt *térébrantes*, tantôt *lancinantes*, tantôt *déchirantes*, elles occupent les épaules le plus souvent ou bien encore le côté gauche depuis le flanc jusqu'à l'épaule et la face. D'autres fois ce sont de simples fourmillements ou des crampes. Ces douleurs étaient intermittentes et survenaient surtout pendant le jour ; aujourd'hui c'est plutôt pendant la nuit.

En 1877, pendant les grandes chaleurs, elle a remarqué que ses jambes et ses pieds gonflaient. Le *gonflement* a disparu au mois de septembre pour revenir l'été dernier et il persiste encore.

Au mois de novembre 1877, le tremblement a pris assez d'intensité pour la forcer à cesser son travail. La main gauche, surtout, ne peut plus tenir l'ouvrage. La malade est alors traitée par le *bromure de potassium* pendant trois mois, puis par le *bromure d'ammonium* en sirop pendant trois mois sans aucune amélioration. Elle abandonne son traitement, puis vers la fin de juin ses douleurs redoublant elle reprend du bromure de potassium ; depuis lors elle a toujours été de mal en pire, et elle a dû se décider à entrer à l'hôpital.

4 *Novembre* 1878. *Examen de la malade assise.* Louise

D... est triste, abattue, elle a l'aspect hébété et harassé d'une femme qui souffre et qui concentre toute son attention sur ses douleurs et sur les efforts qu'elle fait pour maîtriser son tremblement. Le corps est à peu près droit, mais raide et les mouvements tout d'une pièce ; la tête immobile sur les épaules, les paupières baissées, les yeux fixés dans le vague sont larmoyants, il y a un peu de conjonctivite surtout à gauche. Les pupilles sont également dilatées ; aucun trouble visuel. La malade lit très-bien et sans difficulté. La bouche est entr'ouverte et bordée d'une écume blanchâtre.— De temps en temps la lèvre inférieure est agitée par un petit tremblement nerveux rapide et peu étendu qui dure quelques instants à peine et se reproduit par saccades. A ce moment elle éprouve des élancements dans la lèvre, le même phénomène se reproduit dans les paupières mais plus rarement. Si la langue est tirée hors de la bouche, elle tremble un peu ; dans la bouche elle tremble par intervalles. La parole présente ici quelques particularités singulières. Les lèvres avant de se mettre en mouvement sont agitées d'une sorte de trépidation brève et rapide qui se reproduit dans les muscles du nez et les sourcils, puis après quelques secondes d'effort la langue part, articule avec volubilité, en les répétant deux ou trois fois, les premières syllabes et la parole devient un peu pressée et sourde, mais nette et parfaitement intelligible. Toutefois si la malade parle longtemps et qu'elle en arrive à la fatigue, elle recommence à bredouiller. Qu'on la laisse se reposer un instant, elle reprend. Parfois il y a gêne de la déglutition.

La face est pâle, les traits tirés, les yeux cernés comme après une nuit d'insomnie. La malade accuse une céphalée intense et habituelle, elle se plaint de picotements, de tiraillements dans les yeux, dans les joues surtout à gauche et dans les oreilles, ce qui ne l'empêche pas d'entendre très-bien.

Le cou est raide, ses muscles et en particulier les sterno-cleïdo-mastoïdiens rigides et douloureux à la pression, tout mouvement est pénible ; la malade ne se trouve bien de ce côté que lorsque sa tête repose sur l'oreiller ou sur un appui quelconque.

Les deux mains reposant par leur bord interne sur les genoux sont agitées par intervalles d'un petit tremblement à peine perceptible, les doigts légèrement fléchis sur la paume de la main, mais droits sur les articulations des phalanges, s'écartent et se rapprochent par cinq ou six petites secousses successives, puis s'arrêtent un instant et recommencent. Les bras ont de même quelques petits tremblements intermittents. La main gauche est le siége d'un œdème qui augmente ou diminue mais ne disparaît jamais complétement.

Les jambes participent rarement au tremblement et alors d'une façon à peine sensible ; quelques mouvements peu étendus d'abduction et d'adduction avec quelques trémulations dans les muscles adducteurs de la cuisse. Les deux pieds sont le siége d'un œdème qui ne monte pas plus haut que la malléole interne et qui diminue et augmente alternativement mais sans jamais disparaître.

Debout. — La malade se lève péniblement en appuyant les deux mains sur les rebords de sa chaise et en inclinant fortement le haut du corps en avant. Elle se tient debout assez facilement, mais le tronc est fortement incliné à droite. Il lui semble, dit-elle, que son côté gauche est beaucoup plus lourd, qu'il va tomber, et c'est pour rétablir l'équilibre qu'elle se plie sur les hanches et se porte à droite. *Si on la pousse du côté gauche elle tombe.*

Marche. — Elle marche droit devant elle, mais toujours

inclinée à droite, et elle traîne la jambe gauche. Ce mouvement la soulage et la distrait. Pas de propulsion ni de rétropulsion.

Couchée. — Louise D... reste au lit à peine le temps de temps de dormir deux ou trois heures d'un sommeil rarement calme ; à l'état de veille, elle éprouve une *sensation de chaleur* intolérable et un *besoin incessant de changer de position*. Or, pour se remuer elle est obligée d'appeler les infirmières ; pendant que nous l'examinons elle se plaint de n'être pas d'aplomb et trop appuyée sur le côté gauche, bien qu'au contraire elle repose presque complétement sur le côté droit. Elle ne tremble que lorsqu'un de ses membres porte à faux.

Les forces sont restées à peu près stationnaires pendant cinq mois qu'il nous a été donné de voir la malade tous les jours. La main droite, de même que la jambe droite, est très-notablement plus forte que la gauche, et tout le côté gauche est frappé de paralysie incomplète.

A l'auscultation et à la percussion on trouve des poumons et un cœur normaux. La langue est sale, l'appétit presque nul. D... mange pourtant modérément et ses digestions ne sont pas pénibles, mais elle est toujours constipée et obligée de prendre deux verres d'eau de Sedlitz tous les deux jours pour aller à la selle.

Traitement. — Dès l'entrée de D... à l'hôpital M. Lasègue ordonne des bains sulfureux, mais on est obligé de les supprimer bientôt car ils exagèrent le tremblement, et le 3 novembre la malade tremblait si fort dans sa baignoire qu'on a été obligé de la retirer au bout de quelques minutes. En même temps M. Lasègue ordonne l'*opium* à doses progressives pour arriver au narcotisme, mais l'opium l'agite extraordinairement, à ce qu'elle croit, et elle demande à grands cris qu'on le supprime.

5 novembre. — La malade a passé une très-mauvaise nuit. Elle a souffert horriblement surtout du côté gauche, dans l'épaule et au pli de l'aine ; il lui semble qu'elle a de l'eau dans le ventre, bien qu'un examen attentif ne révèle aucune trace d'ascite. Il lui semble que tout son corps enfle ou parfois qu'on tire des milliers de fils dans l'intérieur des muscles, (ce sont sans doute des contractions fibrillaires?) D'autres fois elle a la sensation de barres qu'on passerait en travers de son corps, ou bien des douleurs tensives dans les épaules, comme si on les rapprochait fortement.

Tous les muscles sont sensibles à la pression. D... se plaint aussi d'avoir des élancements dans la tête et dans les yeux. Elle n'a pas pu rester au lit, la situation horizontale lui était intolérable, elle avait des étouffements et des palpitations terribles.

6 novembre. La malade a pris une bouteille d'eau de Sedlitz et elle va mieux.

Le 7. On supprime l'opium et on le remplace par une une potion au *chloral.*

Le 8. La malade a mieux dormi grâce au chloral, mais ses douleurs sont toujours aussi fortes et elle est très-affaiblie. Elle ne peut plus se lever seule de sa chaise.

Le 11. D... a beaucoup souffert hier, sa voisine a vu plusieurs fois le sterno-cléido-mastoïdien gauche former comme une corde le long de son cou en portant la tête à droite, la contracture durait jusqu'à dix et quinze minutes. Par moment aussi elle se trouvait dans l'impossibilité de mouvoir ses bras. Ce matin encore les mouvements sont pénibles, ses bras sont lourds, elle ne peut soulever le bras gauche que jusqu'à la hauteur du mamelon et en pliant le coude.

L'œdème des jambes est considérablement augmenté et

rend la marche presque impossible. Cependant un examen chimique et microscopique attentif des *urines* ne révèle pas trace d'albumine ni de mucus, ni détritus d'aucune sorte, ni sucre.

D... éprouve une grande difficulté pour avaler, et se trouve fort incommodée d'une salivation grasse abondante et arrivant aux lèvres sans s'écouler parce qu'elle prend soin de s'essuyer constamment. *Gargarismes d'alun.*

Les douleurs sont moins fortes dans l'épaule gauche, mais elles se sont portées à l'épaule droite et au bas-ventre, et toujours plus intenses du côté gauche ; sensation de sécheresse à la gorge et soif ardente. Pouls à 90, température axillaire 38°. Le *tremblement* est le même.

Le 13. La salivation est diminuée, mais D... se plaint de souffrir à la face d'une sensation de tiraillement. Elle a eu encore hier des *contractures du sterno-cléido-mastoïdien* dans les mêmes conditions que le 11. Elle tremble davantage, est très-affaiblie, triste, les yeux tirés. Les paupières sont œdématiées. La peau est froide et souple malgré une sensation de chaleur intense. Pouls à 90 pulsations. Température axillaire 38°,5.

Le 14. La figure est moins endolorie qu'hier, la douleur est descendue dans les reins pour revenir ensuite à l'épaule et au cou. D.... a repris quelques forces, elle peut maintenant se lever seule de sa chaise et marche mieux.

Le 26. Apparition des règles qui sont toujours annoncées par une recrudescence dans les douleurs.

Le 17 *décembre.* Pour la première fois nous trouvons D... couchée. Hier, dit-elle, dans la journée son tremblement était considérablement exagéré, elle ne pouvait plus se tenir debout. Ce matin elle se plaint de douleurs compressives très-vives dans tout le côté gauche, les articulations sont raides et les mouvements presque impossibles, à chaque instant il faut qu'on la change de place, car toute position devient rapidement intolérable.

Le 22. La malade va de mal en pire, son tremblement s'accentue, les douleurs sont intolérables, elle se plaint toute la nuit *malgré les injections de morphine* qu'on lui fait tous les soirs. Elle transpire abondamment et ne peut rester en place.

Elle s'affaiblit de plus en plus. Le sulfate de quinine a été impuissant à atténuer les symptômes.

Le 26. Douleurs très-vives dans les membres et dans les articulations, transpiration toujours très-abondante. D... est triste et croit sa fin prochaine, elle l'appelle d'ailleurs de ses vœux. Elle recommence à se lever, mais seulement pendant quelques heures par jour. Ces quelques jours d'alitement ont fait diminuer son œdème des jambes d'une façon très-sensible.

4 janvier 1879. La malade va mieux ; grâce à la disparition de son œdème elle marche plus facilement. Ses forces sont revenues. Elle souffre encore mais moins, son tremblement est redevenu ce qu'il était. En somme elle se retrouve à peu près dans le même état qu'au commencement de novembre.

Chlorure de baryum 4 centigr. pendant cinq jours, puis 5 centigr. pendant dix jours.

Le 20. Le chlorure de baryum n'a produit aucun effet et la malade est toujours dans le même état.

Résultat moyen de trois analyses d'urines :

Quantité.	1300 par jour.
Réaction. . . . . , ...	acide.
Densité	1012
Urée. . . . . , .	14 gr.
Acide phosphorique. . .	1 gr. 35.

15 février. Dug... est tombée sur le côté gauche, sa chute a amené une recrudescence des douleurs.

Nous sommes loin de la monotomie et de l'uniformité habituelles. Les douleurs sont particulièrement remarquables, elles varient dans leur forme, dans leur siége et dans leur intensité. Chaque matin Dug... nous aborde avec des plaintes et des lamentations, elle emploie toute sorte de formules pour décrire ce qu'elle éprouve.

Signalons l'œdème des jambes que nous avons rencontré quatre autres fois à une période avancée de la maladie, sans que rien puisse l'expliquer.

On a plusieurs fois analysé des urines de paralytiques agitants, on n'a jamais trouvé ni albumine, ni de sucre, ni mucus, ni épithélium. La quantité des urines émises en un jour ne paraît pas être augmentée non plus que la quantité d'urée qu'elles contiennent. M. Regnard a trouvé une *légère* diminution des *sulfates*, M. Chéron (1) a signalé une augmentation considérable de la quantité de phosphates. Cette phosphaturie existerait *dès le début* de la maladie et serait pathognomonique.

Nous avons nous-même analysé les urines de neuf de nos malades arrivés à des périodes différentes de leur affection, et les résultats se trouvent consignés à la fin de chaque observation. Nous sommes d'accord avec tous les expérimentateurs qui nous ont précédé sauf M. Chéron. Nous avons dosé l'acide phosphorique par le procédé classique à l'aide de la solution titrée d'azotate d'urane, nos expériences ont été faites, pour la plupart, dans le laboratoire de

____

(1) M. Chéron. Journal *Progrès méd.* du 1er décembre 1877. De la modification que subit la constitution chimique de l'urine dans la paralysie agitante.

M. Gauthier avec les conseils de ses préparateurs et souvent sous leurs yeux. M. Gaignard interne en pharmacie aide de clinique à l'hôpital de la Pitié, a bien voulu se charger de faire cinq ou six fois ces analyses pour nous. Or, nous avons fait des recherches sur *neuf* malades différents et plusieurs fois sur chaque malade à des époques éloignées.

Nous avons constaté que la quantité d'acide phosphorique rendu en un jour variait de 1 gr. 25 à 2 gr. 32, comme limites extrêmes et que le plus souvent elle était de 1 gr. 80 environ. Pour nous mettre à l'abri de tout reproche, nous avons choisi deux individus parfaitement sains à la veille de quitter l'hôpital après des maladies aiguës parfaitement guéries, et soumis au même régime que nos malades. Nous avons trouvé dans les urines rendues en un jour par un homme 1 gr. 79, et dans celles rendues dans le même temps par une femme 1 gr. 99.

Nous croyons donc pouvoir conclure que la quantité de l'acide phosphorique dans les urines reste normale dans tout le cours de la maladie de Parkinson.

M. Chéron avait fait des recherches très-minutieuses, nous le reconnaissons, mais il avait eu le tort de ne les faire que sur *deux* malades. Il est vrai qu'il avait employé un procédé nouveau que nous ne pouvons pas apprécier puisque son inventeur n'a pas pris soin de nous le faire connaître.

D'après Eulenbug la réaction électrique, soit par les courants induits, soit par les courants galvaniques, persisterait sans aucun changement dans les muscles affectés.

Les expériences que M. Vigouroux a bien voulu faire avec nous ont eu des résultats qui ne nous permettent pas d'accepter cette assertion. Nous avons d'abord mesuré la contractilité faradique des muscles chez trois de nos malades et nous avons trouvé une différence notable entre les muscles antagonistes des mains qui tremblaient. On voit facilement quel parti on pourrait tirer de cette différence au point de vue de la thérapeutique, si l'expérience venait confirmer nos premières observations. Dans toutes les régions affectées on rechercherait la contractilité électrique des différents muscles et l'on s'efforcerait de rétablir l'équilibre au bénéfice des plus faibles. Or, la paralysie agitante n'abrégeant pas sensiblement la vie, guérir les symptômes ce serait guérir la maladie. M. Vigouroux a ensuite examiné la contractilité galvanique. « Il n'a pas trouvé de changement quantitatif, mais il a constaté au contraire des altérations qualitatives très-marquées de l'ordre de celles qu'on rencontre ordinairement dans les affections où les centres trophiques du système moteur sont compromis. » (Vigouroux.) Ces expériences sont encore trop récentes pour qu'il soit permis d'en tirer des conclusions certaines, mais nous les continuerons.

M. Charcot (1) pense que la difficulté des mouvements n'est pas due à un véritable affaiblissement paralytique. En effet, dans certains cas où la maladie n'est pas parvenue à ses dernières limites la force est remarquablement conservée. On (Trousseau) a vu le membre le plus agité et en apparence le plus affaibli être celui dans lequel la force dynanométrique était le mieux conservée.

Les recherches de M. Bourneville l'ont conduit à penser au contraire que la force dynanométrique est diminuée et que cette diminution est aussi réelle à une période relativement peu avancée de la paralysie agitante que plus tard.

(1) Charcot. Loc. cit., p. 174, 3e édition.

Quoi qu'il en soit, à la période que M. Charcot appelle *terminale* il survient une impotence réelle. « L'affection poursuivant sa marche, la difficulté des mouvements augmentant, les malades sont obligés de rester toute la journée sur un fauteuil ou même de garder tout à fait le lit. » A ce moment le tremblement est diminué, il cesse même quelquefois complétement.

OBSERVATION XIV.

Pas de causes appréciables; engourdissement de l'annulaire gauche; début du tremblement par l'annulaire gauche; envahissement successif du bras gauche, de la jambe gauche, du bras droit, de la jambe droite et de la tête; affaiblissement de toutes les facultés; salivation; œdème des jambes; analyse des urines; température axillaire.

B... (Jeanne), 63 ans, née à Issoire (Puy-de-Dôme), père mort à 66 ans d'une hémorrhagie cérébrale, mère morte à 77 ans de vieillesse, une sœur bien portante. Enfance robuste, réglée à 13 ans sans accident, mariée à 17 ans 1/2. Elle a eu cinq enfants mâles sur lesquels trois vivent encore. Après le dernier accouchement elle aurait eu une métrite aiguë. Ménopause à 53 ans.

B... était très-nerveuse étant jeune ; elle a eu de *grandes peines*, mais n'a jamais eu à supporter de grandes privations et n'a pas habité des endroits humides.

En 1859 elle a ressenti pendant quelques jours un engourdissement dans l'annulaire gauche, mais sans autre douleur. Puis ce doigt a commencé à trembler, puis insensiblement et successivement la main gauche, le bras et l'épaule gauches, plus tard le pied et la jambe gauches, tout le côté gauche, puis la main droite et tout le côté droit, et enfin la tête. Jamais de douleurs. Ses forces ont diminué seulement depuis 10 ans environ. La mort de son mari et d'autres chagrins ont dû contribuer à augmenter son tremblement.

Novembre 1878. Aujourd'hui B... est arrivée à la dernière période ; elle ne peut plus faire aucun mouvement, ses jambes fléchissent sous elle comme du coton. Elle est dans cet état depuis un an. Auparavant elle marchait bien seule avec un bâton, traînant la jambe gauche mais ne tombait pas. Elle passe son temps sur un fauteuil d'où elle est incapable de se lever.

Elle est courbée en avant, le menton complétement appuyé sur le sternum, la face regardant son ventre, bavant constamment sur une serviette qu'on renouvelle plusieurs fois par jour.

Elle a l'aspect d'une idiote, la face abrutie, les yeux éteints, la tête est à peine agitée par un tremblement communiqué. La mâchoire immobile, la langue tremblotte dans la bouche et plus fort quand on la lui fait sortir de la bouche, la parole est lente, sourde, embarrassée, traînante. L'intelligence et la mémoire ne paraissent pas sensiblement atteintes, les lèvres et les gencives sont œdématiées. D'ailleurs aucune difficulté dans la déglutition.

Le tremblement est très-limité, il se produit presque uniquement dans les bras et dans les mains qui sont œdématiées.

Les doigts sont déformés, particulièrement les annulaires qui sont dans un état d'extension forcée avec une sorte de subluxation des phalanges sur les phalangines. Les doigts de la main gauche restent rigides, le pouce opposé à l'index et au médius, les autres doigts fléchis sur des plans qui se rapprochent graduellement de la paume de la main. A droite les doigts exécutent encore des petits mouvements de flexion et d'extension analogues au mouvement de la plume à écrire. Le tremblement de l'avant-bras se passe dans l'articulation du coude avec communication au bras et à l'épaule. Les jambes ne tremblent que par intervalles assez éloignés et le tremblement s'exécute dans l'articulation tibio-astragalienne.

L'œdème est très-intense aux deux pieds.

L'appétit est bien conservé mais il y a une constipation opiniâtre. Tous les huit jours elle va à la selle grâce à une purgation avec de l'huile de ricin. En somme, état de décrépitude et d'impotence absolue, mais B... ne souffre d'aucune façon, dort bien ; elle a cependant un mouvement fébrile tous les soirs pendant quelques instants, mais elle n'en est pas fortement incommodée et elle reste très-bien à la place où on la met. Au lit elle ne peut supporter qu'un drap quelque froid qu'il fasse. Elle est somnolente toute la journée et dans un état d'indifférence et d'abrutissement presque complet.

Résultats moyens de trois analyses d'urines :

Quantité.	950 par jour.
Réaction.	Acide.
Densité	1016.
Acide phosphorique. . .	1 gr. 50.

Nourriture à 2 degrés.

Température axillaire moyenne : le matin 36°, le soir 37°.

La maladie de Parkinson peut guérir ; on cite quelques exemples de guérison, mais ils sont presque tous contestables et presque toujours la maladie est lentement progressive. Elle n'abrége pas sensiblement la vie et peut durer de 2 à 20 et même 30 ans. On pourra suivre la marche et la gradation des symptômes très-caractéristiques chez une malade qui est en ce moment dans le service de M. Charcot à la Salpétrière : son observation a été publiée il y a deux ans par M. Bourneville (1); nous allons en reproduire les principaux traits et nous décrirons ensuite l'état actuel de la malade avec les modifications survenues dans le cours de ces deux dernières années. M. Bourneville a bien voulu nous prêter une planche dessinée par M. P. Richer et représentant la malade en 1875. Nous placerons en regard une deuxième planche également dessinée par M. Richer et représentant la malade telle qu'elle était deux ans plus tard. Ces deux planches sont très-bien venues et mettent parfaitement en relief les attitudes de la malade et la déformation des mains.

Observation XV.

Début : faiblesse qui envahit successivement les membres; tremblement de la tête, puis des membres. — État de la malade en 1874 : attitude générale; tremblement; marche : propulsion et rétropulsion; température, pouls, etc. — Modifications survenues dans la maladie du mois de juillet 1874 au mois de juillet 1877. — État de la malade en mars 1879.

Gavr... (Anne-Marie), 62 ans, marchande des quatre saisons, admise à la Salpêtrière le 31 décembre 1872, est entrée dans le service de M. Charcot, salle Saint-Alexandre, n° 3, le 12 novembre 1873.

Début de la maladie. — C'est en 1868 qu'a débuté sa maladie. Après une vive contrariété elle s'est aperçue qu'elle avait de la faiblesse dans le bras droit. Bientôt la faiblesse a gagné le bras gauche, le membre inférieur droit, puis le

(1) Charcot. Leçons sur les maladies du système nerveux. Appendice de la 3° édition.

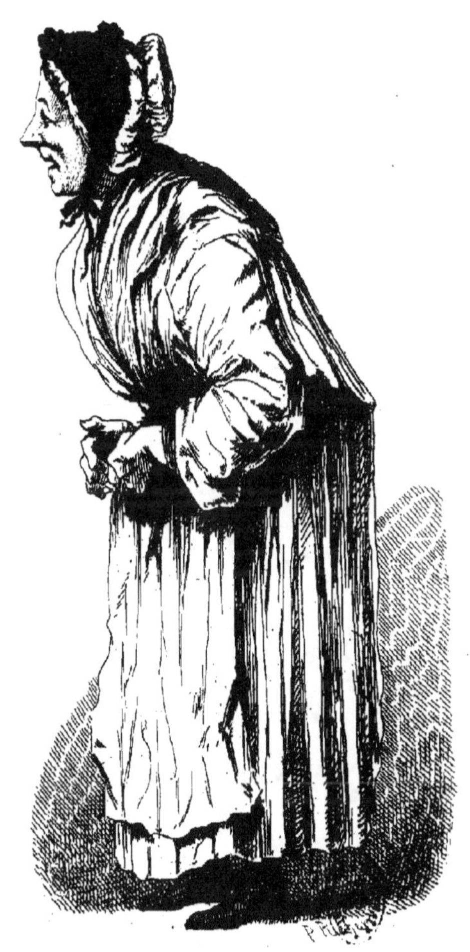

gauche simultanément ; elle avait pendant la nuit dans les jambes des crampes qui la faisaient crier. Elle aurait eu ensuite de la faiblesse dans les « reins. »

Le tremblement aurait envahi les membres dans les premiers mois de 1873 et aurait frappé d'abord le membre supérieur droit. Enfin, elle a remarqué à peu près à la même époque qu'elle avait de la *rétropulsion :* un jour, ayant fait un faux pas, elle a été entraînée en arrière malgré elle.

Etat de la malade au 8 juillet 1874. — L'attitude générale de la malade, dans la station verticale, est celle que représente si bien la planche ci-jointe dessinée par M. P. Richer. Le tronc et la tête sont inclinés en avant ; le cou est tendu et on dirait que la tête est fixée sur une tige rigide. Les traits de la physionomie sont absolument immobiles, les plis du front sont à peine accusés, les paupières sont médiocrement ouvertes, la malade peut toutefois les relever et les abaisser sans difficulté. Les yeux, peu expressifs, sont dirigés en avant ; pour regarder latéralement la malade est obligée de retourner tout le corps.

Quelquefois les lèvres sont accolées l'une contre l'autre, mais le plus souvent la bouche est entr'ouverte, la lèvre inférieure, tombante, laissant apercevoir l'arcade dentaire correspondante ; parfois la salive s'écoule involontairement de la bouche. Les lèvres et la langue ne tremblent pas. La déglutition serait presque toujours laborieuse.

Les bras sont légèrement écartés du tronc ; les avant-bras demi-fléchis sont disposés de telle sorte que les mains reposent sur la région ombilicale et que les coudes sont un peu éloignés du tronc. Le pouce, légèrement infléchi, s'appuie d'habitude sur l'index ; les autres doigts sont un peu fléchis et ramassés les uns contre les autres. La disposition des mains est la même des deux côtés.

Les jambes sont rapprochées sans que toutefois les genoux se touchent. Si les jambes sont écartées l'équilibre est incertain. Que les yeux soient ouverts ou fermés la malade se tient de la même façon.

Elle s'asseoit lourdement, tout d'un coup. Elle ne peut se lever que si on l'aide, encore est-on obligé de déployer une certaine force. Elle se met à marcher après hésitation, s'avance d'abord à petits pas, puis la marche se précipite, il y a *propulsion*. « Parfois, dit Gavr..., je suis poussée très-loin jusqu'à ce que je rencontre un mur, sans cela je tombe. » La *rétropulsion* est aussi évidente ; pour la constater il suffit, comme le fait M. Charcot, de tirer légèrement la malade par sa jupe. Aussitôt, elle marche à reculons et avec une vitesse telle qu'elle ne tarderait pas à tomber si on ne la surveillait. Pour se retourner la malade hésite encore plus que pour se mettre en marche.

Le *tremblement* est à peine accusé surtout au repos. La tête tremble un peu plus, par moments, que les mains. Lorsque celles-ci sont d'aplomb elles restent généralement immobiles. La malade peut fléchir la tête plus qu'elle ne l'est d'ordinaire, mais il lui est impossible de l'étendre complétemnt parce que « la colonne vertébrale est raide. »

Ni céphalalgie, ni vertiges, ni étourdissements. L'intelligence est conservée, la mémoire bonne. Le sommeil, chez elle, est moins court que chez la plupart des malades de son espèce. Il serait même bon si elle n'était souvent réveillée par des douleurs dans les talons : « ça me pique et on dirait de l'eau qui coule dans l'intérieur du talon. » Elle se plaint d'une sensation constante de chaleur et ne garde qu'un drap sur elle, même pendant l'hiver.

Juillet 1875. — La *faiblesse* est allée en augmentant. L'*attitude* générale est est la même ; toutefois, la tête et le tronc s'inclinent de plus en plus en avant et, en outre, il s'est produit une sorte d'*inclinaison latérale* qui fait que la

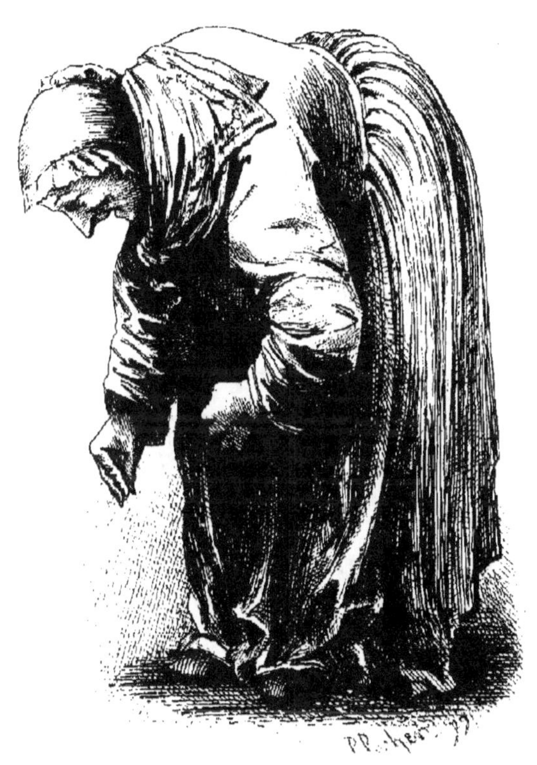

moitié droite du corps précède dans la marche la moitié gauche.

Maintenant les lèvres sont presque toujours accolées l'une à l'autre, la supérieure est ramassée, plissée ; quelquefois, au dire de la malade, elles seraient raides toutes les deux. Les arcades dentaires ne sont pas pressées l'une contre l'autre. Il semblerait que la malade rapproche les lèvres pour diminuer le tremblement du menton ; malgré cette précaution, les lèvres sont animées de petits mouvements qui rappellent, selon la comparaison de la malade, les mouvements des lèvres du lapin. Même dans la bouche *la langue* tremble ; allongée, elle tremble davantage.

Le *tremblement de la tête* se compose de secousses antéro-postérieures, quelquefois latérales, d'une amplitude très-circonscrite. Quand la malade est assise les jambes tremblent, les pieds frappent de petits coups rapides sur le parquet.

En résumé, le tremblement a fait des progrès à la tête et aux membres inférieurs, mais n'a guère changé aux membres supérieurs. Notons aussi le *besoin de déplacement*, qui était peu accusé en 1874 et ne se faisait sentir que durant le jour, il est plus marqué aujourd'hui et tourmente la malade non-seulement pendant la journée, mais encore pendant le séjour au lit. — Le *sommeil* est moins long qu'autrefois. — La malade se promène encore dans la salle et dans la cour de l'infirmerie.

Juillet 1877. — La maladie s'est notablement aggravée. *L'attitude générale de la malade est devenue celle que représente si fidèlement la deuxième planche que nous devons à M. P. Richer). (P. S.)*

Elle s'est modifiée en ce sens que l'inclinaison de la tête sur l'épaule gauche s'est accusée davantage ainsi que la *torsion* et *l'inclinaison* du corps à droite. (*Le tronc fait main-*

tenant avec les membres inférieurs un angle de 90°.) Les traits de la face sont comme figés ; les paupières sont à demi ouvertes, le regard fixe. Les lèvres sont écartées d'un demi-centimètre, tremblent et laissent voir la langue qui est sans cesse en mouvement. Le cou est très-rigide ; les muscles trapèze, sterno-cléido-mastoïdien gauches sont fortement contracturés. Toutefois la malade peut tourner la face vers la droite.

Les bras, toujours disposés en anse, sont rigides dans toutes leurs jointures ; la rigidité est plus marquée dans les coudes, et plus à droite qu'à gauche. Les phalangettes des 3e et 4e doigts ont une tendance à se porter dans l'extension. La malade parvient, mais avec une grande lenteur, à porter l'une et l'autre de ses mains à la face.

Les membres inférieurs ne présentent qu'une légère raideur ; elle prédomine dans les articulations tibio-tarsiennes. Le tremblement est moins intense aux jambes qu'aux bras.

Depuis un an, Gavr... est incapable de marcher ou de manger seule.

Sommeil meilleur. — Douleurs dans les jointures ; les douleurs dans les talons ont disparu.

Constipation opiniâtre. La température point augmentée ; la température moyenne de 3 jours a été le matin de 37°,6 le soir de 38°,1 (B).

Mars 1879. — Gavr... a toujours été s'affaiblissant, à ce point que quelquefois elle tombe spontanément du fauteuil sur lequel elle reste assise toute la journée, sans pouvoir se remuer.

Sommeil moins bon, de quelques heures à peine. Même sensation de chaleur, même besoin de déplacement. Les changements de température, les temps humides ou orageux augmentent son malaise et ses douleurs dans les jointures qui prennent les caractères des douleurs rhumatismales. Gav. . . a fréquemment des maux de tête, surtout le soir et alors il survient des épistaxis peu abondantes.— Quelque fois aussi le soir le *tremblement* prend une intensité telle, qu'il empêche la malade de dormir pendant toute la nuit. Mais il est ordinairement très-peu marqué.

Œdème des jambes.

Eczéma erratique qui se montre à tous les printemps, persiste l'été et disparaît en hiver. Tant que ses plaies sont vives les douleurs des jointures deviennent moins fortes.

Déformation des mains en plume à écrire.

L'intelligence et la mémoire sont assez bien conservées. — Gav. . . est nerveuse, irritable, elle pleure ou rit pour le moindre motif; mais la santé générale est encore satisfaisante.

Résultats moyens de 3 analyses d'urines

Quantité. . . . . . . 1200 par jour
Réaction acide
Densité. 1048
Acide phosphorique.   1 gr. 450

La température est redevenue normale.

Moyenne de trois jours :

matin : 36°   *soir* : 37°

Remarquons cette douleur du talon : « ça me pique, et on dirait de l'eau qui coule dans l'intérieur du talon. » Dug. (Obs. XIII) éprouvait la même sensation au côté gauche.

Les malades s'épuisent progressivement. « Les forces générales sont prostrées, l'intelligence s'obscurcit, la mé-

moire se perd, les eschares apparaissent au sacrum ; *à cette
période terminale on voit souvent le tremblement diminuer
ou même disparaître complétement.* » Enfin un état de marasme complet et la mort. A l'autopsie on ne rencontre
d'ordinaire aucune lésion viscérale importante capable
d'expliquer la mort.

« Tel n'est peut-être pas le genre de mort le plus habituel dans cette maladie. En effet, la terminaison fatale arrive fréquemment par le fait d'une maladie intercurrente.
Trois fois Trousseau a vu la mort survenir à la suite d'une
pneumonie ; M. Charcot a noté la même chose chez plusieurs sujets atteints de paralysie agitante » (1).

(1) Charcot. Loc. cit., p. 180.

En résumé, la maladie de Parkinson est donc une affection probablement spinale, mais dont la lésion est jusqu'à ce jour inconnue. Elle appartient plutôt à l'âge mûr et attaque des individus ordinairement robustes et exempts de toute diathèse ; il faut cependant faire une exception en faveur du rhumatisme. Elle survient souvent sous l'influence du froid humide ou des commotions morales vives, et, en général, des causes communes aux affections spinales.

Les symptômes les plus importants sont, d'abord : l'attitude générale du malade, attitude marmoréenne *soudée*, selon l'expression de M. Charcot, et si caractéristique qu'elle suffit souvent pour faire le diagnostic. Puis le tremblement, différent des autres tremblements en ce qu'il envahit successivement les membres et tend à se généraliser tout en respectant la tête. Il est aussi plus complexe, et se compose ordinairement d'une série de secousses concourant à un acte déterminé : mouvement de la plume à écrire, confection d'une boulette de pain, etc. Il cesse quelquefois à la dernière période de la maladie.

On observe assez souvent, et à une période encore peu avancée, une tendance des malades à tomber spontanément en arrière ou en avant et quelquefois sur le côté. Ces chutes surviennent pendant la marche ou dans la station debout.

Les douleurs sont quelquefois aiguës et très-vives, mais elles sont le plus souvent passives. C'est un besoin incessant de changer de place avec une chaleur intérieure brûlante sans élévation de la température extérieure. Ces sensations sont parfois intolérables et obligent les malheureux patients à un mouvement perpétuel.

Le sommeil est ordinairement agité et souvent interrompu.

Les forces musculaires restent longtemps intactes et ne s'affaiblissent que lentement.

L'intelligence et la mémoire restent intactes, et la santé générale n'est pas sensiblement altérée.

« La marche de la paralysie agitante est lente, progressive. Sa durée est longue, parfois elle compte une trentaine d'années, le terme fatal survient ou par les progrès de l'âge ou par le fait d'affections intercurrentes soit accidentelles, soit occasionnées par le marasme, le confinement au lit, etc. Dans le premier cas, il s'agit d'une maladie aiguë, une pneumonie par exemple ; dans le second, la mort arrive par une sorte d'épuisement nerveux : la nutrition s'altère, le malade perd le sommeil, il se forme des eschares qui terminent la scène morbide. »

CHAPITRE VI.

Si l'on méconnaît encore souvent la maladie de Parkinson, c'est surtout parce qu'on attache une trop grande importance au *tremblement* et aussi parce qu'on n'analyse pas assez ce tremblement. Il a, en effet, des caractères particuliers qu'on ne retrouve dans aucune autre affection. Mais le symptôme qui doit surtout attirer l'attention, c'est l'aspect du malade et le ralentissement progressif des mouvements. M. Bourneville conseille d'examiner à la loupe l'écriture des malades. Dès le début, et même avant le tremblement, l'écriture est modifiée. Les caractères paraissent réguliers à l'œil nu, mais si on les regarde à la loupe on voit que les jambages sont tremblés, ou bien l'écriture est singulièrement rapetissée (Observ. XI). Plus tard, la *marche* de la maladie, la *sensation de chaleur interne*, le *besoin incessant de changer de place*, la propulsion et la *rétropulsion*, rendront le diagnostic encore plus facile.

Les affections avec lesquelles on peut confondre la paralysie agitante sont :

Le tremblement sénile. Ce tremblement occupe particulièrement la tête qui est toujours respectée dans la maladie de Parkinson, et les mouvements se réduisent à des signes positifs, négatifs ou mixtes : les vieillards disent oui, non ou alternativement oui et non. Quelquefois le tremblement occupe aussi les mains, alors il s'exécute en deux temps égaux et réguliers. Mais il n'y a pas d'attitude spéciale de la tête ni du corps comme dans la maladie de Parkinson. C'est un état indefini, une infirmité pour laquelle les malades ne demandent même pas de traitement. Le tremblement cesse pendant le sommeil, il apparait ordinairement à la suite d'émotions morales, mais il peut survenir sans cause appréciable.

Scléroses en plaques disséminées. — M. Charcot, en décrivant cette maladie, a longuement insisté sur les caractères du tremblement qui ne se montre que dans l'exécution des mouvements d'une certaine étendue, dont les oscillations sont plus amples que dans la paralysie agitante, et se rapprochent plutôt des gestilations de la *chorée*. De plus les malades n'ont pas l'aspect caractéristique de la maladie de Parkinson et ils ont plusieurs symptômes qu'on ne rencontre jamais dans la paralysie agitante : vertiges, nystagmus, amblyopie, induration blanche des nerfs optiques, embarras de la parole, troubles de l'intelligence, épilepsie spinale. Enfin la marche de la maladie n'est pas la même. La sclérose en plaques guérit souvent.

M. Charcot recommande de faire boire les malades, ceux atteints de sclerose en plaques sont particulièrement maladroits, ils ne peuvent pas porter à leurs lèvres un verre à moitié plein sans verser une partie du liquide.

Tremblement consécutif à la fièvre typhoïde. — M. Chevallereau, alors interne de M. Polaillon à la Pitié, a bien voulu nous donner des notes sur un malade qui était resté quelques temps dans le service de M. Polaillon pour une gangrène sénile. Ce malade est aujourd'hui à l'asile de Bicêtre, salle St-Benjamin ; il a 72 ans, c'est un ancien cantonnier.

« A l'âge de 22 ans le malade a eu une fièvre typhoïde, à
« la suite de laquelle il a commencé à avoir des tremble-
« ments du membre supérieur droit ; les tremblements
« ont bientôt envahi les membres inférieurs du même côté
« et depuis ils n'ont fait que s'exagérer. Du côté gauche on
« n'observe rien d'analogue. »

« Lorsque la main est posée à plat sur le lit, elle peut
« rester immobile, mais lorsqu'elle est mal fixée ou lors-
« qu'elle repose sur son bord cubital, de petits tremble-
« ments très-rapides et très-serrés se manifestent et le
« pouce glisse sur l'index comme dans l'action de rouler
« un crayon ; ce tremblement s'exagère sous l'influence
« des émotions, lorsque, par exemple, on touche à son
« pied gangrèné.

« Le malade, alcoolique et vieux, est très-athéromateux,
« le radial très-sinueux offre absolument la résistance
« d'un tube rigide. » (A. C.)

Nous avons vu nous-même le malade à l'asile de Bicêtre. Au mois de février 1879, son moignon est incomplètement cicatrisé, mais il se porte bien d'ailleurs et ne se
plaint d'aucun malaise. Cette absence complète de tout
autre phénomène que le tremblement et surtout la mobilité normale de la physionomie et la facilité des mouvements nous font repousser le diagnostic : *Paralysie agitante.* (P. S).

On a déjà observé plusieurs cas de tremblement persistant à l'état de repos survenus dans le cours de la fièvre
typhoïde (1), il est vrai que ces tremblements avaient disparu avec la fièvre typhoïde, tandis que dans le cas qui
nous occupe il dure depuis 50 ans, mais nous le rangerions

(1) Lyon médical, 1869, p. 494 et p. 525.

plutôt parmi les tremblements séniles qui ne sont pas l'apanage exclusif de la vieillesse.

Paralysie générale progressive. — Les malades n'ont pas
le facies de la paralysie agitante, de plus leur tremblement
est caractéristique; « il se compose de secousses plus ou
moins étendues, plus ou moins rapprochées, affectant des
faisceaux isolés de fibres musculaires où le muscle tout
entier, s'exagérant sous l'influence de l'effort volontaire,
se transformant sur place et passant au besoin d'une trémulation imparfaite à la convulsion (1). » Enfin les paralysies vraies et les troubles intellectuels variés rendront
bientôt toute confusion impossible.

Chorée chronique. — Ici ce sont les mouvements désordonnés, étendus, saccadés, un « délire des muscles » qui
font manquer au malade le but qu'il veut atteindre. La
tête, la face et le tronc ne peuvent pas échapper à l'agitation des membres, comme cela s'observe toujours dans la
Shaking Palsy.

Rhumatisme chronique. — Les déformations que l'on
rencontre dans la maladie de Parkinson ne sauraient être
confondues avec celles du rhumatisme articulaire chronique. « Il n'y a pas la tuméfaction et la rigidité articulaires,
non plus que les bourrelets osseux et les craquements que
l'on observe dans le rhumatisme noueux. » Toutefois nous
avons observé chez deux ou trois de nos malades des symptômes analogues à ceux du rhumatisme. Accès de fièvre
recrudescence des douleurs aux changements de temps et
surtout par les temps humides. Mais ces malades avaient

(1) Fernet. Th. pour l'agrégation. Paris, 1872, p. 61.

eu, avant les symptòmes de la maladie de Parkinson, des douleurs rhumatismales.

Ramollissement du cerveau. — Si, à une période assez avancée de la maladie, l'affaissement des malades, leur aspect hébété, leur salivation continuelle, leur donnaient quelque ressemblance avec ceux qui sont atteints de ramollissement cérébral, le diagnostic serait facilement eclairé par l'examen de l'intelligence, qui reste intacte dans la maladie de Parkinson.

Enfin dans une leçon faite à la Salpêtrière le 15 décembre 1878, appelait l'attention de ses auditeurs sur deux affections qui ne sont pas encore décrites dans les traités classiques et qui présentent quelques ressemblances, d'ailleurs toutes superficielles, avec la *paralysie agitante.* Nous reproduisons ici les notes que nous avons prises pendant cette conférence.

Hémiatéthose. — L'atéthose est un des accidents des lésions en foyer situées dans le cerveau : ce n'est pas une maladie spéciale, c'est un symptôme qui se développe lorsque la lésion porte sur un siége particulier.

Atéthose signifie *pas de position fixe* pour les doigts, les doigts des mains sont toujours en mouvement, se meuvent dans tous les sens, les uns indépendamment des autres et d'une façon contradictoire, on dirait les tentacules d'une poulpe. La main, ainsi décomposée en segments, ne peut tenir aucun objet. Pendant ce temps, le pied se redresse aussi et se convulse. On voit qu'il est facile de ne pas confondre ces mouvements avec ceux de la paralysie agitante.

Hémichorrée post-hémiplégique. — A la suite d'un ramollissement localisé du cerveau, d'une hémorrhagie en foyer, on voit survenir une hémiplégie avec flaccidité ; un mois après, les mouvements reparaissent souvent, sinon la contracture se développe. Mais il est des cas exceptionnels où, après une attaque d'apoplexie, on voit l'hémianesthésie et alors on observe souvent l'hémichorée. Un mois après, les mouvements commencent à revenir, mais on remarque qu'ils ne s'exécutent pas normalement, qu'ils consistent en secousses et en mouvements choréiformes.

Si on pouvait se méprendre un instant sur le caractère de ces mouvements choréiformes, les antécédents et les accidents concomitants éclaireraient facilement le diagnostic.

CHAPITRE VII

TRAITEMENT.

La maladie de Parkinson est jusqu'à présent réputée incurable.

Nous avons trouvé dans des journaux anglais, entr'autres dans le « *Médico chirurgical Review* 1830, p. 187, » que M. Lancereaux avait bien voulu nous prêter, dans le *The lancet* 1859, p. 558, des observations de paralysies agitantes guéries par les courants continus, par Russell Reynolds, Elliotson, etc. Russell Reynolds rapporte que des guérisous ont été obtenues grâce au même traitement par Remak. Mais ces auteurs traitent rapidement le diagnostic et d'après les symptômes qu'ils ont décrits, il paraît très-douteux qu'ils se soient trouvés en présence de paralysies agitantes vraies.

M. Chéron a rapporté sept observations de cette maladie dans lesquelles il dit avoir obtenu par ce moyen des succès complets dans des cas peu anciens, une amélioration sensible notamment du trouble musculaire dans les autres cas ; mais d'autre part, M. Constantin Paul, dans un cas de la même maladie datant de deux ans, déclare n'avoir eu aucun résultat. Toutefois on obtient ordinairement une amélioration momentanée par les courants continus (Onimus, Brown-Sequard).

M. Vigouroux a obtenu quelques améliorations par l'électricité statique (Observ. III, IX), Chez deux de nos malades, le vent électrique arrête le tremblement de la partie sur laquelle on le dirige, mais cet arrêt ne persiste pas après la cessation de l'action électrique.

M. Brown-Sequard a guéri en quinze jours un malade chez lequel tous les symptômes étaient parfaitement caractérisés et bien accentués, l'affection remontant à quelques temps, par le *chlorure de baryum*. Il avait commencé par l'administrer à la dose de quelques milligrammes et était arrivé graduellement jusqu'aux fortes doses. Malheureusement le même remède employé ultérieurement ne lui a donné aucun résultat. Nous l'avons employé nous-même deux fois (observ. I et XIII) sans plus de succès.

M. Bourneville a amélioré momentanément quelques malades par le *bromure de camphre*. L'hyosciamine a soulagé quelques malades (Charcot).

MM. Hardy et Vulpian auraient obtenu quelques améliorations par l'*iodure de potassium* et les *bains sulfureux*.

Les autres remèdes employés ont été :

La *jusquiane*, Bence Jones ;

Opium, bromure de potassium, chloral, ergot de seigle, belladone, fève de Calabar ;

La strychnine (Trousseau) et le nitrate d'argent (Charcot) exagèrent le tremblement.

L'hydrothérapie ne donne ordinairement aucun résultat. Cependant le Dr de Ranse, dans sa clinique thermo-chirurgicale de Neris, rapporte que sur cinq malades, deux ont éprouvé une diminution dans le tremblement ; chez les trois autres, les symptômes généraux, agitation, inappétence, insomnie, se sont amendés.

Enfin nous poursuivons avec M. le Dr Vigouroux un traitement rationnel d'après la théorie physiologique que nous avons exposée. Quant à présent nos expériences sont trop récentes pour nous permettre de conclure.

Paris. — Typ. A. PARENT, imp. de la Faculté de médecine, rue M.-le-Prince, 3.

BERNARD (Cl.). — **Leçons sur la physiologie et la pathologie du système nerveux.** Paris, 1858. 2 vol. in-8, avec figures. 14 fr.

BOUCHUT (E.). — **Du nervosisme aigu et chronique et des maladies nerveuses.** *Deuxième édition.* Paris, 1877, 1 vol. in-8, VIII-408 pages. 6 fr.

DUCHENNE (G.-B.). — **Physiologie des mouvements,** démontrée à l'aide de l'expérimentation électrique et de l'observation clinique, et applicable à l'étude des paralysies et des déformations. Paris, 1867, 1 vol. in-8 de XVI-872 pages, avec 101 figures. 14 fr.

DUCHENNE (G.B.) — **De l'électrisation localisée** et de son application à la pathologie et à la thérapeutique. *Troisième édition,* entièrement refondue, Paris, 1872. 1 vol. in-8 avec 270 fig. et 3 pl. noires et coloriées. 18 fr.

HAMMOND (W.). — **Traité des maladies du système nerveux,** comprenant les maladies du cerveau, les maladies de la moelle et de ses enveloppes, les affections cérébro-spinales, les maladies du système nerveux périphérique et les maladies toxiques du système nerveux, par W. HAMMOND, professeur des maladies mentales et nerveuses à l'Université de New-York. Traduction française augmentée de Notes et d'un Appendice, par le Dr F. LABADIE-LAGRAVE, ancien interne, lauréat des hôpitaux, de la Faculté de médecine et de l'Académie de médecine, 1 vol. gr. in-8, XXIV-1278 pages, avec 116 figures, cart. 22 fr.

HUGUENIN (G.). — **Anatomie des centres nerveux,** par le professeur G. HUGUENIN (de Zurich). Traduit par le Dr TH. KELLER, directeur de l'établissement hydrotherapique des Champs-Élysées, annoté par le Dr Mathias DUVAL, professeur agrégé à la Faculté de médecine. 1 vol. in-8, XV-368 pages avec 149 figures. 8 fr.

LETIÉVANT. — **Traité des sections nerveuses,** physiologie pathologique, indications, procédés opératoires, par le Dr LETIÉVANT, chirurgien des hôpitaux de Lyon. Paris, 1873. 1 vol. in-8 avec 20 figures. 8 fr.

LEYDEN (E.). — **Traité clinique des maladies de la moelle épinière,** par E. LEYDEN, professeur de clinique médicale à l'Université de Berlin, traduit avec le concours de l'auteur, par les Drs Eugène RICHARD et Charles VIRY, médecins-majors des hôpitaux militaires. 1 vol. gr. in-8, de 850 p. 14 fr.

LUYS (J.-B.). — **Recherches sur le système nerveux cérébrospinal, sa structure, ses fonctions et ses maladies,** par J.-B. LUYS, médecin de l'hôpital de la Salpêtrière, lauréat de l'Académie de médecine et de l'Institut. Paris, 1865 1 vol. grand in-8 de 600 pages avec atlas de 40 pl. lithographiées et texte explicatif. Fig. noires. 35 fr.

LE MÊME, figures coloriées. 70 fr.

POINCARÉ. — **Leçons sur la physiologie normale et pathologique du système nerveux,** par le Dr POINCARÉ, professeur-adjoint à la Faculté de médecine de Nancy. 1873-1876, 3 vol. in-8 de 508 pages avec figures. 18 fr.

— Séparément le tome III. *Le système nerveux périphérique* au point de vue normal et pathologique. Paris, 1876, in-8, 600 pages avec fig. 8 fr.

REMAK. — **Galvanothérapie,** ou de l'application du courant galvanique constant au traitement des maladies nerveuses et musculaires, par Robert REMAK, professeur extraordinaire à la Faculté de médecine de l'Université de Berlin. Traduit de l'allemand par le Dr A. MORPAIN, avec les additions de l'auteur. Paris, 1860. 1 vol. in-8 de 467 pages. 7 fr.

VOISIN (A.). — **Traité de la paralysie générale des aliénés,** par le Dr Auguste VOISIN, médecin de l'hospice de la Salpêtrière. 1 vol. grand in-8, XVI-540 pages avec 14 planches dessinées d'après nature, lithographiées et coloriées, graphiques et fac-simile. 20 fr.

Paris. — A. PARENT, imp. de la Faculté de Médecine, rue Monsieur-le-Prince, 29-31.

www.ingramcontent.com/pod-product-compliance
Lightning Source LLC
La Vergne TN
LVHW021855170726
843503LV00003B/1236